意思決定支援ツール

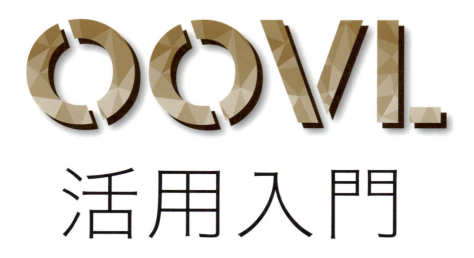

OOVL

活用入門

編集

内橋 恵
脳卒中と栄養ケア在宅支援Nurture代表

青山ヒフミ
千里金蘭大学大学院看護学研究科特別教授

執筆
（執筆順）

青山ヒフミ
千里金蘭大学大学院看護学研究科特別教授

内橋 恵
脳卒中と栄養ケア在宅支援Nurture代表

湯山淳子
幸手看護専門学校第一学科副主任

眞榮和紘
合同会社アミュセレーノ

医学書院

意思決定支援ツール OOVL 活用入門

発　　行　2025 年 1 月 1 日　第 1 版第 1 刷Ⓒ

編　　集　内橋恵・青山ヒフミ

発行者　株式会社　医学書院
　　　　　代表取締役　金原　俊
　　　　　〒113-8719　東京都文京区本郷 1-28-23
　　　　　電話　03-3817-5600(社内案内)

印刷・製本　三美印刷

組版　hotz design inc.

本書の複製権・翻訳権・上映権・譲渡権・貸与権・公衆送信権(送信可能化権を含む)は株式会社医学書院が保有します.

ISBN978-4-260-04937-5

本書を無断で複製する行為(複写，スキャン，デジタルデータ化など)は，「私的使用のための複製」など著作権法上の限られた例外を除き禁じられています．大学，病院，診療所，企業などにおいて，業務上使用する目的(診療，研究活動を含む)で上記の行為を行うことは，その使用範囲が内部的であっても，私的使用には該当せず，違法です．また私的使用に該当する場合であっても，代行業者等の第三者に依頼して上記の行為を行うことは違法となります．

JCOPY 〈出版者著作権管理機構　委託出版物〉

本書の無断複写は著作権法上での例外を除き禁じられています．複写される場合は，そのつど事前に，出版者著作権管理機構(電話 03-5244-5088，FAX 03-5244-5089，info@jcopy.or.jp)の許諾を得てください．

この本を手にとってくださった方へ

　この本を手にとってくださり，ありがとうございます。でも，この本を手にとったものの，「OOVLっていったいなんだろう？」と疑問に思っていることでしょう。OOVLは，米国の看護学研究者のCorcoran先生らが，認知症などの患者・家族の意思決定支援を行うために，1990年代後半に開発した支援ツールです。

　日本においては，Corcoran先生が大阪府立看護大学大学院看護学研究科の客員教授として，当時の小島操子学長により招聘され，大学院で紹介されたのが始まりです。Corcoran先生が4年間，その後も共同研究者のNarayan先生が来日され，その授業内容を引き継ぎました。私は先生方がスムーズに教授できるように，全般的なサポーターとして授業に出席，そのおかげでOOVLを深く知ることになりました。

　OOVLは，1枚の表に意思決定の関連要素が展開され，問題とその状況がわかりやすく表示されます。シンプルで汎用性が高く，日本の臨床においても，きっと役に立つツールだと考えました。大学院の授業や大阪府看護協会の看護管理者研修などにおいてOOVLを紹介してきました。「使える」「おもしろい」「思考の整理に役に立つ」というよい反応が得られたのですが，残念ながら大きく拡がることはありませんでした。

　そのような折，甲南女子大学大学院の看護管理学の授業時に，本書籍のもう1人の編者である内橋恵さんが「OOVLをもっと学びたい，個人的に教えてほしい」といわれたのが，この本が誕生するきっかけとなりました。その個人的なマンツーマンの勉強会が，またたくまに3人，5人，10人と参加者が増え，職種も多様となり，さらにコロナ禍でのオンライン勉強会になると，遠方の参加者も増えていきました。

　不思議な経験でした。20年以上，OOVLを伝えてきましたが，思いもよらない形での発展でした。この本は，その勉強会の中で蓄積された知識や事例がもとになって生まれました。臨床の中で判断に迷うとき，複雑な状況の中で頭が混乱したとき，OOVLを使ってみてください。あなたの頭の中で，考えがまとまりはじめることに気がつくでしょう。

　Corcoran先生から，OOVLを学ぼうとする日本の看護職の皆さんへの温かいメッセージがあります。Corcoran先生の原文もあわせてお読みいただけると幸いです。

青山ヒフミ

日本の看護職の皆さんへ

　日本の看護職向けに意思決定ツールOOVLに関する書籍が出版されることになり，大変うれしく思います。このツールを利用しやすくするための取り組みへの努力を賞賛いたします。私は研究活動において，医療に関する看護職の意思決定に焦点を当ててきました。これは，看護の実践における非常に重要な側面です。意思決定ツールOOVLは，看護職だけでなく，医療に関する重要な意思決定に直面している患者さんやお世話をする家族の皆さんにとっても役に立つものです。

　意思決定に関する文献や研究の多くは，数学的な根拠に基づいており，非常に複雑です。そのため，直接ケアを提供する現場の人たちにはあまり役には立ちませんでした。そこで私は同僚と，意思決定の重要側面を考慮した，特定の意思決定や特定の意思決定者に関連する情報についての「Options（選択肢）」，「Outcomes（成果）」，「Values（価値観）」，そして「Likelihoods（可能性）」からなる非常にシンプルなツールとして，OOVLを開発しました。

　日本の看護職の皆さんがこの本を手軽に手に取ることができるようにと強く願っています。そして，OOVLが実践の場で役に立つことを祈っています。

Sheila Corcoran-Perry
ミネソタ大学看護学部名誉教授

For Japanese Nurses

It is a pleasure to support the publication of a book about the OOVL decision-making tool for Japanese nurses. I applaud this effort to make the tool readily available to them. My research efforts consistently focused on nurses' decision making about health care. It is such an important aspect of nursing practice. Not only can the OOVL decision-making tool be useful to nurses, but also for patients and their family caregivers as they face significant health care decisions.

Much of the decision-making literature and research has been mathematically based and quite complex. Consequently, it has not been very useful for practitioners who provide direct care. My colleagues and I developed the OOVL as quite a simple tool that takes into account important aspects of decision making, that of the Options, Outcomes, Values, and Likelihoods of information that is relevant to a particular decision and to particular decision makers.

I am enthusiastic about this book being readily available to Japanese nurses. May they find the OOVL tool to be useful in their practice.

Sheila Corcoran-Perry
Professor Emerita
University of Minnesota School of Nursing

目次

この本を手にとってくださった方へ ▶青山ヒフミ iii

日本の看護職の皆さんへ ▶Sheila Corcoran-Perry iv

第1部 意思決定支援ツールOOVL入門

第1章 今，なぜOOVLが必要か ▶内橋 恵 2

感じ続けてきた倫理的ジレンマ 2

OOVLとの出会い 3

意思決定とOOVL 4

OOVLをごく簡単に 5

OOVLを使ってみよう 10

今，なぜOOVLが必要なのか 11

OOVLの可能性 12

第2章 OOVLの作成手順とそのポイント ▶内橋 恵

オリジナル版とOOVL日本版 14

OOVL日本版の作成手順 16

OOVL各手順でのポイント 25

臨床現場でのOOVLの活用 29

カンファレンスや会議でのOOVLの活用 39

OOVL活用事例
事例を通して学ぶOOVLの使い方

Case 1 ―― オーソドックスな基本事例 ――
入院中依存的になった脳卒中の患者の
退院先の選択 ▶内橋 恵 42

Case 2 ―― 選択肢の点差がほぼない事例 ――
職種間で意見がわかれた栄養の選択 ▶内橋 恵 49

Case 3 ―― 先に判断基準（成果）を検討した事例 ――
「3ない」の患者への看護 ▶内橋 恵 56

Case 4 ―― 状態の変化にあわせ2段階で活用した事例 ――
膵臓がん末期の「スーパーばあちゃん」の
療養の場の選択 ▶青山ヒフミ 65

Case 5 ―― 選択肢は1択と思われた状態で活用した事例 ――
長期入院が必要な
透析の患者の転院先 ▶湯山淳子 76

Case 6 ―― 検討の中で本質的な課題を見出して再検討を行った事例 ――
自宅で暮らすCOPDの患者の
看護計画と在宅マネジメント ▶眞榮和紘 84

Case 7 ―― OOVL表から発展的なケアへつなげた事例 ――
化膿性脊椎炎のGさんの退院先 ▶内橋 恵 97

Case 8 ―― 管理的事案にOOVLを用いた事例 ――
認定看護師研修の受講者の選定 ▶青山ヒフミ 104

あとがき ―― OOVLに興味をもってくださった読者の皆様へ ▶内橋 恵 111

索引 112

デザイン　hotz design inc.

第**1**部

意思決定支援ツール
OOVL入門

第1章

今，なぜOOVLが必要か

感じ続けてきた倫理的ジレンマ

　「看護婦」時代，数多くの意思決定場面に立ち会ってきました。そして，その場面における患者・家族の意思決定で，最も多く聞いた言葉は「先生にお任せします」でした。時代は進み，「看護婦」から「看護師」に変化し，本人の意思決定を尊重しようという機運が社会全体で高まりをみせています。いま私たちには，意思決定を支援することが，専門職の役割として求められています。

　一方，患者・家族はどうでしょうか。もちろん，自ら意思決定をする時代だということは理解しています。しかし，知っているということと，自ら意思決定をすることのあいだには，大きな隔たりがあります。

　では，なぜ患者・家族は，自ら意思決定ができないのでしょうか。それには，さまざまな要因が複雑にからんでいます。私は，急な脳卒中の発症による緊急手術の説明や，思ってもいなかった疾患の告知などに多く立ちあい，患者・家族の混乱状態や感情の波を目のあたりにしてきました。昔と違い，医師もできるだけ平易な言葉を使って，繰り返し説明し，合間合間に「わからないことはないか」「質問はないか」と尋ねて確認しています。しかし，インフォームド・コンセントにおける説明の内容がそもそも理解できているか疑問に感じたことは，1度や2度ではありません。そう感じるのは，医師の説明時，患者・家族の返答に間がどの程度あるか，どのような表情なのか，手をぎゅっと握りしめていないかなど，ノンバーバルな部分も観察しているからです。表情が抜け落ち，どうしていいかわからない，頭の中がフリーズしているため意思決定できない……しかし，一刻も早く手術が必要で時間が差し迫っている，「もしもの時には人工呼吸器を装着するか否か」の重大な判断など，患者・家族は理解が追いつかず，かつ不安を払拭できないまま，それでも意思決定を促さざるを得ないことも多く，私はモヤっとしていました。

　それでは，治療以外のことであれば，患者・家族は一定程度の理解をして，不安の払拭ができているでしょうか。残念ながら，できていると明確に答えら

れることは少ないと思います。それは，看護・介護の専門用語がわかりにくいことに加え，医療・介護サービスが複雑化していることが挙げられます。また，患者と家族のあいだでも理解にズレがあったり，意思（希望）が異なっていたりして，患者と家族のどちらにも納得が得られるような意思決定支援がどうすればできるのだろうと，モヤモヤっとしていました。

結局，患者と家族の意思（希望）が食い違ったまま，患者の意思（希望）である自宅退院がかなわないまま転院となったり，患者の望み通り，自宅退院に至ったとしても，配偶者は無理をされていないだろうか……と，モヤモヤは消えることがありませんでした。

私は，患者さんに，残された人生を自身が大事にしたいことに沿って過ごしてほしいと思っています。また，それと同じぐらい，ご家族にも自身の人生を大事にしてほしいと願っています。しかし，患者・家族のどちらにとっても正解となる答え（最適解）を提案できただろうか……とモヤモヤ感を常に抱いていました。そして，それを深く追求できないまま，次々と看護業務に追われる毎日でした。

このモヤモヤの1つひとつが「倫理的ジレンマ」だったと気づいたのは，ずっとあとになってからです。また，私たち看護師は，全人的に患者・家族を捉え，かつ共感性が強い専門職であるため，どちらの言い分も間違いではないという倫理的ジレンマを抱えやすいと知ったのもそのときです。

OOVLとの出会い

私は，「倫理的ジレンマ」というモヤモヤのトゲを内包したまま，大学院に進学しました。いま振り返れば，研究に向きあいたいという理由より，臨床現場での不条理や倫理的ジレンマなど，看護師を続けるか続けないかも含めて，自分自身に「看護」を問いかけたいという気持ちのほうが強かったように思います。そのためか，選択できる科目はすべて取り，ほぼ毎日大学院に通学する日々を過ごしていました。

その中で，OOVLと出会いました。OOVLは，看護管理学の授業の6回目「マネジメントと組織」の人事分析の一環として，「次の主任に推薦する候補者を決める」という事例での検討ツールとして用いられていました。それを目にした瞬間，ヘレン・ケラーが突然「w・a・t・e・r（水）」を脳に閃いたときって，こんなふうだったのではないかと感じました。

「このツールは退院支援にも使えるのではないか？」──授業中にもかかわ

らず，この閃きが浮かんだ瞬間，そのことに囚われ，ぐるぐる頭の中を駆け巡っていました。授業終了後，教室を出られた青山教授（当時）を追いかけて，「このツールは退院支援にも使えますか？」と前のめりに尋ねたところ，「もともと，認知症患者の退院支援などに開発されたツールなので大丈夫ですよ」とのお返事でした。勢いこんで，「退院支援の事例で考えてきますので，みていただけませんか」とその場でお願いしたことが，OOVLと私の出会いの始まりです。

　同時に，OOVLを開発したCorcoranらの原著論文を取り寄せ，何度も何度も読み返しました。それ以来，大学院卒業までほぼ毎月，青山教授の研究室にてOOVL勉強会を開催していただきました。当初は私1人でしたが，そのうち2人3人……と参加者が増え，6年目にはOOVL研究会と名称変更をして，今でも2か月に1度，多職種メンバー20人程度で開催を継続しています。

意思決定とOOVL

　意思決定支援は，端的にいうと，複数の選択肢から1つを選択するための意思決定を支援することです[1]。人は，日々の生活の中で，意識下・無意識下にかかわらず連続して多くの意思決定を行っています。たとえば，朝食のメニューや服装，持ち物など日々の行動に対しても1つひとつ選択し，意思決定を行っています（図1-1）。

　しかし，臨床現場における意思決定は少し違います。臨床現場における意思決定は，単に「そこにあるものを選ぶ」という選択ではなく，判断にはその前の情報収集や先の予測などの知的な思考活動が必要です[2]。

　これから紹介するOOVLは，意思決定を支援するツールとしてCorcoranらが，意思決定者や周囲の人々の状況のさまざまな側面についての考えを組み合わせて意思決定を行うために，臨床看護実践の中から開発したものです。

　OOVLは，意思決定に関係する各要素を1つの表に組み合わせて「見える化」することにより，総合的に状況を把握しながら検討し，質の高い意思決定を支援しようとするものです。この「見える化」により，1つを選択しなければならないときに納得を得やすく，汎用性の高い意思決定支援ツールとなっています。また，誰の立場に立つのか，何を大事にするのかで点数に差が出るため，「本当に大事にしたいことは何か」と思考を深めることができるツールです。

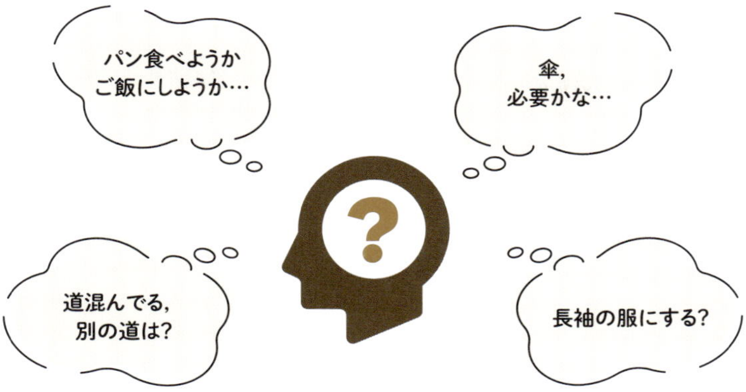

図1-1 日常生活の中での連続した意思決定

OOVLをごく簡単に

では，OOVLがどのようなツールなのか，身近な活用例でご紹介しますので，まずイメージしていただきたいと思います。そのあと，実際に作成してみましょう。

OOVLを用いて，どのカフェに入るかを決める ——まずイメージしてみよう

事例1

OOVLを用いたカフェの選択

私は今朝，ある学会に出席するためＡ駅に少し早く到着しました。バス乗車まで30分ほど時間があったので，学会資料を落ち着いて再確認するため，どこかカフェに入ろうと思い，OOVL表（**図1-2**）を使って思考を整理しました。

⓪ 誰の意思決定を支援するか？

OOVLではまず，誰の意思決定を支援するかを決めます。

事例1では
「誰の意思決定を支援するのか？」➡自分自身

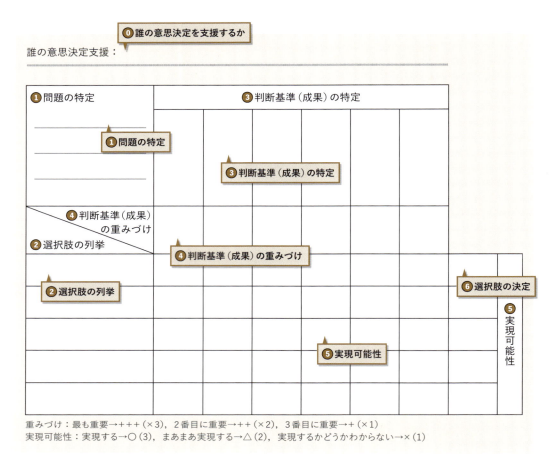

図1-2 OOVL表

になります。OOVL表の「誰の意思決定支援」(図1-2の⓪)に「自分自身」を記入します。

❶ 問題の特定……問題は何か？

OOVLでは次に，どんな意思決定を支援しようとするかを明確にします（意思決定上の問題の特定）。

　事例1では
　「問題の特定……問題は何か？」➡バスの乗車までの30分，学会資料の再確認に適した場所はどこか

になります。特定したこの問題を，OOVL表の左上（図1-2の①）に記入します。

表1-1　OOVLを用いた事例1「カフェの選択」（④まで記入）

誰の意思決定支援：**自分自身**

① 問題の特定	③ 判断基準（成果）の特定					
バス乗車までの30分，学会資料の再確認に適した場所はどこか	落ち着ける	明るい	飲み物	手軽	空気がよい	
④判断基準（成果）の重みづけ／②選択肢の列挙	+++ （×3）	++ （×2）	+ （×1）	++ （×2）	+ （×1）	⑤ 実現可能性
駅の椅子						
スタバ						
マクド						
ミスド						

重みづけ：最も重要→＋＋＋（×3），2番目に重要→＋＋（×2），3番目に重要→＋（×1）
実現可能性：実現する→○（3），まあまあ実現する→△（2），実現するかどうかわからない→×（1）

② 選択肢の列挙……選択肢は何か?

　続いて，特定した問題に対し，どんな選択肢（Option）が考えられるかを列挙します。

　事例1では
「選択肢の列挙」➡《**駅の椅子**》
　　　　　　　《**スターバックス**》（以下，スタバ）
　　　　　　　《**マクドナルド**》（以下，マクド）
　　　　　　　《**ミスタードーナツ**》（以下，ミスド）

　の4つが挙がりました。これらの選択肢を，OOVL表の左側（**図1-2の②**）に縦に列挙していきます。

第1部 意思決定支援ツールOOVL入門

表1-2　OOVLを用いた事例1「カフェの選択」

誰の意思決定支援：**自分自身**

❶ 問題の特定 バス乗車までの30分，学会資料の再確認に適した場所はどこか	❸ 判断基準（成果）の特定					
	落ち着ける	明るい	飲み物	手軽	空気がよい	
❹ 判断基準（成果）の重みづけ／❷ 選択肢の列挙	+++ （×3）	++ （×2）	+ （×1）	++ （×2）	+ （×1）	
駅の椅子	× （1×3=3）	○ （3×2=6）	△ （2×1=2）	○ （3×2=6）	○ （3×1=3）	20
スタバ	○ （3×3=9）	△ （2×2=4）	○ （3×1=3）	△ （2×2=4）	△ （2×1=2）	22
マクド	○ （3×3=9）	○ （3×2=6）	○ （3×1=3）	× （1×2=2）	△ （2×1=2）	22
ミスド	○ （3×3=9）	○ （3×2=6）	○ （3×1=3）	○ （3×2=6）	○ （3×1=3）	27

❺ 実現可能性

重みづけ：最も重要→+++（×3），2番目に重要→++（×2），3番目に重要→+（×1）
実現可能性：実現する→○（3），まあまあ実現する→△（2），実現するかどうかわからない→×（1）

❸ 判断基準（成果）の特定……判断の基準となるものは？ どのような成果をあげたいのか？

　OOVLではあわせて，❷で挙げた選択肢を判断するための基準を挙げます。すなわち，どのような成果（Outcome）を挙げたいかを考えます。

　事例1では，
　「判断基準（成果）の特定」➡（学会資料を再確認するために）
　　　　　　〈落ち着ける〉
　　　　　　〈明るい〉
　　　　　　〈飲み物〉
　　　　　　〈手軽〉
　　　　　　〈空気がよい〉

の5つで選びたいと考えました。これらの判断基準（成果）を，OOVL表の上側（**図1-2の③**）に横に列挙していきます。

第1章 今，なぜOOVLが必要か　**9**

④ 判断基準（成果）の重みづけ……基準・成果の中で，どれを重要視するのか？

　OOVLでは次に，③で挙げた判断基準（成果）それぞれを，「重要度：＋＋＋（×3）」「重要度：＋＋（×2）」「重要度：＋（×1）」の3段階で重みづけ（Value）を行います。

　事例1では，
　「判断基準（成果）の重みづけ」➡ 私は，
　　「重要度：＋＋＋（×3）」…〈落ち着ける〉
　　「重要度：＋＋（×2）」…〈明るい〉〈手軽〉
　　「重要度：＋（×1）」…〈飲み物〉〈空気がよい〉

　としました。これらの判断基準（成果）の重みづけを，**図1-2の④**の欄に記入していきます。ここまで記入したものが**表1-1**となります。

⑤ 実現可能性……判断基準（成果）の特定に基づき，選択肢を評価する

　そして，②で挙げた選択肢が，③で挙げた判断基準（成果）それぞれをどのくらい実現できるか，

　「実現する：○（3点）」
　「まあまあ実現する；△（2点）」
　「実現するかどうかわからない：×（1点）」

　で評価します。
　具体的には，A駅は改札口の右手の待合スペースに椅子があり，そこは手軽で，明るく，風通しがよく，飲み物も自動販売機で買えますが，《駅の椅子》は人の往来が多く少し落ち着かない環境でした。
　《スタバ》は，駅を右手に出た角にあり，やや手軽さに欠けるとともに，落ち着いた雰囲気でしたが少し照明が暗く感じ，ドアの開閉による換気が少ない印象でした。
　《マクド》は，《スタバ》の2軒先にあり，1階で飲み物を買って2階に上がるため手軽さに欠ける印象でした。
　《ミスド》は駅の左手すぐにあり，手軽で，明るく，大きなドアで換気もよく，座りやすそうな椅子で落ち着く印象でした。
　それらを「○（3点）」「△（2点）」「×（1点）」として**図1-2の⑤**に記入し，④で

10 **第1部** 意思決定支援ツールOOVL入門

の重みづけに沿って乗算（掛け算）し，点数化します。
　その結果できあがった事例1のOOVL表が**表1-2**になります。

⑥ 選択肢の決定……どの選択肢を選ぶのか？

　OOVLでは最後に，⑤の点数も参考にしながら，選択肢の決定を行います。

　事例1では，点数も参考にしながら検討した結果，点数が最も高く示された
ミスドにおいて学会資料の再確認を行うことにしました。
　しかし，後述しますが，OOVLは必ずしも最も高い点数の選択肢に決定する
ものではありません。

OOVLを使ってみよう

　OOVLがどのようなものか，今度はご自身で感じ取っていただくために，**事
例1**の状況であなたならどうするか，ご自身で**表1-3**のOOVL表（❷の選択肢
のみを列挙しています）を使って考えてみましょう。
　例えば，パソコンで資料の確認をするため，❸の判断基準（成果）の特定に
「コンセントがある」を挙げる方がいるかもしれませんね。OOVL表の作成方
法やポイントは第2章で詳しく解説しますが，まずは見よう見まねで，難しい
ことは考えずに，自由にご自身が求める成果を記入してみてください。
　選択肢の中で，「自分なら，ここだな」と直感するものがあるかもしれませ
ん。しかし，OOVL表を使って改めて自分の思考の整理をしてみると，直感し
た選択肢と違ったものが高い点数になって「意外！」に思うかもしれません。
あるいは，直感した選択肢が高い点数になって「ああ，やっぱりそうだな」と
確認できるかもしれません。

表1-3　考えてみよう！　OOVLを用いた事例1「カフェの選択」

誰の意思決定支援：**自分自身**

① 問題の特定　バス乗車までの30分，学会資料の再確認に適した場所はどこか	③ 判断基準（成果）の特定				
④ 判断基準（成果）の重みづけ　② 選択肢の列挙					⑤ 実現可能性
駅の椅子					
スタバ					
マクド					
ミスド					

重みづけ：最も重要→＋＋＋（×3），2番目に重要→＋＋（×2），3番目に重要→＋（×1）
実現可能性：実現する→○（3），まあまあ実現する→△（2），実現するかどうかわからない→×（1）

今，なぜOOVLが必要なのか

　「OOVLが退院支援に使える」と，私がなぜ思ったか──今の臨床現場には，OOVLが必要とされている状況があるからです。

　私たちは，所属している施設の看護体制によって，日々の担当患者の多い・少ないにかかわらず，行わなければならない業務は決まっています。また，患者の状態は日々同じわけではありません。複数の患者が，発熱や嘔吐，転倒してしまうこともあります。突発的な事象が日常的に起こり，日々の業務と並行して，大小さまざまな問題に対応しています。そのため，プライマリ患者の退院支援など，スケジュールが先のことはあと回しになりがちです。その結果，私自身，思考の整理を図れず，プライマリ患者の問題を多職種とすりあわせることができないまま，退院に至ってしまったことがままありました。

　ところが，OOVLの意思決定のガイドに沿った合理的なアプローチなら，意思決定に関係する各要素を1つの表で「見える化」できるため，多重課題に追われ日々の業務量が多い看護師をはじめとする医療者にとって活用しやすいと感

じたのです。業務の合間をみて1項目ごとに，自分自身の思考の整理を図ることもできます。複数の担当患者を受け持つ中で，その患者の状態や状況が変化するたびに，○△×という記号を変えていくこともできます。「見える化」により，改めて思考の整理をしたいときの振り返りにも使えます。

　そのうえ，1枚のOOVL表をチームで共有することができます。チームで一緒に話しあいながら，選択肢の列挙や判断基準（成果）の特定を行ったり，次々と書き足す形で使用することも可能です。実際，このような形で，時間に制約のある多職種チームカンファレンスにおいて「共有」し，最適解を導き出せるように活用している施設もあります。

　これらは，医療者側にとって有用な点ですが，OOVLは患者や家族にとっても必要な意思決定ツールといえます。それは，患者や家族の意思（希望）に対して，重みづけを＋の個数で，実現可能性を○△×で表現しているためわかりやすく，意思決定のガイドに沿った合理的なアプローチであるため納得しやすいからです。

　サラT・フライらは，看護師の倫理的意思決定の基盤の1つに，行為を説明できる責務（アカウンタビリティ）を挙げています[3]。OOVL表は，この点においても優れており，患者や家族にとってのリスクとベネフィットをわかりやすい形で説明でき，私たち看護師の責務であるアカウンタビリティを果たすことにつながります。

　現在，超高齢化を背景に地域包括ケアが推進されると同時に，病院の機能分化など医療提供体制も変化し，患者の選択にあわせた多様な医療・介護サービスが提供されています。多様なサービスを選択できる状況下だからこそ，このシンプルな意思決定支援ツールを用いて説明することが有効であり，必要であると考えます。

OOVLの可能性

　OOVL表は，Excelに落とし込みやすいと感じています（実際，第2章で紹介するようにExcelファイルのOOVL表がダウンロードできるようにしています）。Excelであれば，医療情報システム（以下，電子カルテ）に組み入れやすく，臨床現場においてOOVLの可能性は一層広がると考えています。

　厚生労働省は，医療・介護分野における情報の共有に向け，電子カルテの普及を推進し，2020年時点で一般病院の普及率は57.2％（400床以上に限ると91.2％）と発表しています[4]。もし，電子カルテにOOVL表が導入されていれ

ば，事前にチームの1人ひとりが考える選択肢や判断基準（成果）を打ち込み，会議前に多職種チーム間で情報の共有を図ることがより容易になるでしょう。

　また，その表が電子カルテに残されるため，退院カンファレンスの記録も簡略化できるでしょう。実際，私がかかわる施設では，退院支援項目として，電子カルテ上にExcelのOOVL表の追加を検討しています。

　さらに，近年は高齢者であっても，パソコンや携帯電話で家族とSNSを通じたやり取りなどを楽しんでいる姿もみられ，情報通信技術（以下，ICT）に対する忌避感は随分減っていると感じます。また，COVID-19をはじめとする感染症対策など，多職種チームによる会議を何度も行うことや家族の来院が困難な状況が生じ得ることは今後もあると思われます。Wi-Fi環境が整備され，タブレット端末を利用したWeb会議やオンライン面会を導入している病院も急速に増えています。このような流れの中，1枚の表にまとまっているOOVLは，パソコンの画面上にすぐに提示でき，その表を医療者と患者・家族の双方がみながら，詳細な説明や質疑応答が可能になります。

　実際，遠方に住んでいるキーパーソンがWeb会議に出席し，意見を直接述べることも増えてきています。退院後の介護サービスについて，制度も含めて理解していただけるよう丁寧な説明を行っていますが，OOVL表を用いることにより，お互いの理解のズレを，言葉だけの説明よりも減らすことができ，有効な意思決定支援ツールとなるでしょう。それにより，患者・家族のメリットはさらに大きくなることでしょう。

　ここまで，OOVLの可能性についても述べてきましたが，難しく考えずに，まず使っていただけたら，その使い勝手のよさに驚くと思います。

　ただ，シンプルな表ゆえに，慣れていないと戸惑うことも多いと思います。第2章では，OOVL日本版の作成手順とそのポイントを，これまでにOOVLを用いて意思決定支援をしてきた方々からの質問も踏まえて，解説していきます。

引用文献

1）Simon, H. A.（1997）. Administrative Behavior: : A Study of Decision-Making Processes in Administrative Organization (4th ed.). Free Press. ／二村敏子，桑田耕太郎，高尾義明，西脇暢子，高柳美香（訳）.（2009）. 新版 経営行動―経営組織における意思決定過程の研究. ダイヤモンド社.

2）印南一路.（2011）. すぐれた意思決定とは. 看護，63（1）：42-47.

3）サラT. フライ，メガン-ジェーン・ジョンストン（著）／片田範子，山本あい子（訳）.（2010/2012）. 看護実践の倫理―倫理的意思決定のためのガイド（第3版）. pp.49-54. 日本看護協会出版会.

4）厚生労働省. 電子カルテシステム等の普及状況の推移　https://www.mhlw.go.jp/content/10800000/000938782.pdf（2024年12月20日閲覧）

参考文献

1）Corcoran,P. S. A., Hepburn, F. K., et al. : Family Caregivers of Persons with Dementia : Helping the Caregivers Make Decisions. 大阪府立看護大学紀要，6（1），2000.

14

第**2**章

OOVLの作成手順と
そのポイント

第2章では，OOVLの作成手順とそのポイントを解説していきます。

オリジナル版とOOVL日本版

　第1章では，事例を通してOOVLを簡単に紹介しましたが，実はそこでは
OOVL日本版を用いました。OOVL日本版は，Corcoranらが開発したOOVL[1)]
のオリジナルに，日本の看護師が臨床で使用しやすいよう，青山ヒフミがいく
つか工夫を加えたものです。まずは，Corcoranらが開発したオリジナルの
OOVLをみていきましょう。

▶ Corcoranらが開発したOOVL

　Corcoranらが開発したOOVL（以下，オリジナル版）は，「意思決定手順のガ
イド6つの問い」（**表2-1**）に沿ってアセスメントしながら，ツール表（**図2-1**）の
順序にしたがって埋めていきます。　問題を特定し，Options-Outcomes-
Values-Likelihoodsという選択を行う構造を検討する過程で思考が整理される
ことを企図しています。

▶ OOVL日本版での変更点

　Corcoranらが開発したオリジナル版をもとに，日本の看護師が臨床で使用
しやすいように変更を加えたのは，以下の3点です。

1)　1点目は，まず患者本人なのか，家族なのかなど，誰に焦点を当てて意思決
　　定支援をしようとしているのかを明確にして，意見交換時のズレをおこさ
　　ないために，「『誰』の意思決定を支援するか」を明記することとしました。

表2-1 意思決定手順のガイド6つの問い (Questions to Guide Decision-Making Procedure)

- What do you need to make a decision about?
  （あなたは何について意思決定が必要か）
- What actions are you considering?　①(OPTIONS)
  （あなたはどんな行動が考えられるか）
- What would you like to have happen as a result of your choice?　②(OUTCOMES)
  （選択の結果としてあなたが望んでいることは何か）
- How important is each of these outcomes to you?　③(VALUES)
  （あなたにとってそれらの成果それぞれはどのくらい重要か）
- How likely is it that each option will lead to each of the outcomes?　④(LIKELIHOODS)
  （それぞれの選択肢が，各成果をどのくらいもたらすものか）
- What options is most likely to achieve the best outcomes?
  （どの選択肢が最もよい成果をもたらしそうか）

Lewis, M., Hepburn, K., Corcoran-Perry, S., et al. (1999). Options, Outcomes, Values, Likelihoods Decision-Making Guide for Patients and Their Families. Journal of Gerontological Nursing, 25(12), p.21〈TABLE〉に，筆者による訳と①〜④の数字を加えた

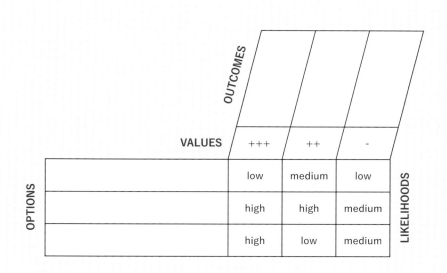

図2-1　判定のためのOOVLツール表 (OOVL grid for work decision)

Lewis, M., Hepburn, K., Corcoran-Perry, S., et al. (1999). Options, Outcomes, Values, Likelihoods Decision-Making Guide for Patients and Their Families. Journal of Gerontological Nursing, 25(12), p.22〈figure2〉

2）2点目は，オリジナル版ではOptions（選択肢）-Outcomes（成果）という順番で考えてOOVL表に記入していくことになっていましたが，日本版ではその順番にこだわらずに，先にOutcomes（成果）から考えていってもよい，としました。

　それは，終末期（ターミナル）などで患者や家族の意思（希望）の判断基準（成果）を最優先に考えてから，その意思（希望）が叶う選択肢を選び，最適解に至ったことがあるためです。幸いなことに，Options（選択肢）もOutcomes（成果）も英語のOで始まっており，この順番を入れ替えてもOOVLの名称は変えなくても済みました。

3）3点目は，納得性を高めるために，オリジナル版ではhigh・medium・lowとなっていたLikelihoods（実現可能性）を，「実現する：○（3点）」「まあまあ実現する：△（2点）」「実現するかどうかわからない：×（1点）」と記号化し，点数づけによる評価に変更しています。この点数化と，数値化されていたValue（重みづけ）を乗算（掛け算）することにより，実現可能性を具体的な数値にして「見える化」することとしました。

そして，この数値化に伴い，

・点数は，意思決定する際の参考に過ぎないこと

・意思決定には，現実の詳細な情報が必要であること

の2つの注意点を強調しています。

OOVL日本版の作成手順

　では，OOVL日本版（**表2-2**）の作成手順を詳しく紹介します。日本版ならではの工夫を加えたOOVL表を用います。

　細かなポイントは後述しますが，大まかな流れは，第1章の事例1「OOVLを用いたカフェの選択」で紹介したように，以下の通りとなります。

　OOVL日本版（以下，OOVL）ではまず，❶「誰」の意思決定を支援するかを決めます。次に，どんな意思決定を支援しようとするか，すなわち❶問題の特定を行います。

　続いて，特定した問題に，どんな❷選択肢（Options）が考えられるかを列挙します。

　あわせて，❸判断基準（成果）（Outcomes）を特定します。

　そして，❹各判断基準（成果）の重みづけ（Values）を行い，❺各選択肢の実現可能性（Likelihoods）を評価し，点数化します。最後に，点数も参考にしな

第2章 OOVLの作成手順とそのポイント　**17**

表2-2　OOVL日本版

意思決定支援ツール：OOVL

OOVLは本人だけでなく，家族や医療者の意思決定も支援するために開発されたツールである。
問題の整理と検討を通して，思考の整理を図る。

　　　⓪ 誰の意思決定を支援するか？
　　　① 問題の特定……問題は何か？

> **O ② 選択肢の列挙**……選択肢は何か？　**Options**
> **O ③ 判断基準（成果）の特定**
> 　　……判断の基準となるものは?どのような成果をあげたいのか？　**Outcomes**
> **V ④ 判断基準（成果）の重みづけ**
> 　　……基準・成果の中で，どれを重要視するのか？　**Values**
> **L ⑤ 実現可能性**
> 　　……判断基準（成果）に基づき，選択肢を評価する　**Likelihoods**

　　　⑥ 選択肢の決定……どの選択肢を選ぶのか？

┌─ **POINT** ─┐
- 点数がすべてではない。意思決定する際の参考に過ぎない
- 意思決定には，現実の詳細な情報が必要

誰の意思決定支援：

❶問題の特定	❸判断基準（成果）の特定					
❹判断基準（成果）の重みづけ ／ ❷選択肢の列挙						❺実現可能性

重みづけ：最も重要→＋＋＋（×3），2番目に重要→＋＋（×2），3番目に重要→＋（×1）
実現可能性：実現する→○(3)，まあまあ実現する→△(2)，実現するかどうかわからない→×(1)

※商標登録出願中
OOVL日本版のエクセルファイルを https://www.igaku-shoin.co.jp/book/detail/110602#tab5 よりダウンロードできます。ご活用ください。

18 第1部 意思決定支援ツールOOVL入門

がら，❻選択肢の決定を行うという流れです。

　では，比較的シンプルな事例で，OOVL表を作成する手順を具体的に解説します。そのあとに，各手順のポイントを挙げていきます。

事例2

脳卒中患者Aさんの退院先についての意思決定支援[2]

　80代の女性Aさんは，食事提供があるサービス付き高齢者住宅に入居中に食事摂取量が低下したうえ，誤嚥性肺炎を発症し，急性期病院に入院後，回復期リハビリテーション病院に転院（転院時の身長143㎝，体重39kg，BMI 19.1）しました。Aさんの治療が落ち着き，担当者会議で退院先について話しあいが行われました。Aさんと家族は，嚥下訓練の継続，もとの施設での生活を希望され，胃ろうについてはその時々で意見が変わり迷っておられました。

医師 誤嚥性肺炎を繰り返すリスクが高いから，中心静脈栄養（以下,TPN）にして療養型病院へ転院したほうがよい

理学療法士 転倒リスクがあるため，サービス付き高齢者住宅に戻るのは難しいから，胃ろうでの栄養補給で介護老人保健施設（以下，老人保健施設）にいったん転院したほうがよい

看護師 胃ろうを造設して，もとの施設で経口摂取訓練を行えるサービスを利用できないか

　退院先について多職種チームで意見がわかれたため，OOVLを用いて思考を整理し，Aさんと家族の意思決定を支援しました。

⓿ 誰の意思決定を支援するか?

　OOVLではまず，誰の意思決定を支援するかを決めます。

事例2では

「誰の意思決定を支援するか？」➡ **Aさんと家族**

　になります。OOVL表の「誰の意思決定支援」に「**Aさんと家族**」を記入します（**表2-3**）。

表2-3　⓪誰の意思決定を支援するか？ ── 事例2

誰の意思決定支援：**Aさんと家族**

❶問題の特定	❸判断基準（成果）の特定			
❹判断基準（成果）の重みづけ　　❷選択肢の列挙				
				❺実現可能性

重みづけ：最も重要→＋＋＋（×3），2番目に重要→＋＋（×2），3番目に重要→＋（×1）
実現可能性：実現する→○（3），まあまあ実現する→△（2），実現するかどうかわからない→×（1）

❶ 問題の特定……問題は何か？

　OOVLでは次に，どんな意思決定を支援しようとするかを明確にします（意思決定上の問題の特定）。

　事例2では，
　「問題の特定……問題は何か？」➡ Aさんと家族の意思（希望）がかなう退院
　　　　　　　　　　　　　　　　　　先はどこか

になります。特定したこの問題を，OOVL表の左上（**表2-4の①**）に記入します。

20 第1部 意思決定支援ツールOOVL入門

表2-4 ❶問題の特定 —— 事例2

誰の意思決定支援：**Aさんと家族**

❶問題の特定 **Aさんと家族の意思（希望）が かなう退院先はどこか**	❸判断基準（成果）の特定			
╱ ❹判断基準（成果） の重みづけ ❷選択肢の列挙				❺ 実 現 可 能 性

重みづけ：最も重要→＋＋＋（×3），2番目に重要→＋＋（×2），3番目に重要→＋（×1）
実現可能性：実現する→○（3），まあまあ実現する→△（2），実現するかどうかわからない→×（1）

表2-5 ❷選択肢の列挙 —— 事例2

誰の意思決定支援：**Aさんと家族**

❶問題の特定 **Aさんと家族の意思（希望）が かなう退院先はどこか**	❸判断基準（成果）の特定			
╱ ❹判断基準（成果） の重みづけ ❷選択肢の列挙				❺ 実 現 可 能 性
TPNで療養病院へ転院				
胃ろう造設して老人保健施健 へ転院				
胃ろう造設してもとの施設へ 退院（＋デイサービス利用）				

重みづけ：最も重要→＋＋＋（×3），2番目に重要→＋＋（×2），3番目に重要→＋（×1）
実現可能性：実現する→○（3），まあまあ実現する→△（2），実現するかどうかわからない→×（1）

❷ 選択肢の列挙……選択肢は何か?

続いて，特定した問題に対し，どんな選択肢（Options）が考えられるかを列挙します。

事例2では，
「選択肢の列挙」 ➡ 《**TPNで療養病院へ転院**》
《**胃ろうを造設して老人保健施設へ転院**》
《**胃ろうを造設してもとの施設へ退院しデイサービスを併用する**》

の3つが挙がりました。これらの選択肢を，OOVL表の左側（**表2-5の**②）に縦に列挙していきます。

❸ 判断基準（成果）の特定……判断の基準となるものは? どのような成果をあげたいのか?

あわせて，❷で挙げた選択肢を判断するための基準を挙げます。すなわち，どのような成果（Outcomes）をあげたいかを考えます。

事例2では，
「判断基準（成果）の特定」 ➡ 〈**誤嚥性肺炎をおこさない**〉
〈**栄養の確保**〉
〈**経口摂取できる**〉
〈**嚥下訓練の継続**〉

の4つを考えました。これらの判断基準（成果）を，OOVL表の上側（**表2-6の**③）に横へ列挙していきます。原則として，生命に直結する成果から左より順に記入していきます。

22 **第1部** 意思決定支援ツールOOVL入門

表2-6 ❸判断基準（成果）の特定 ── 事例2

誰の意思決定支援：**Aさんと家族**

❶問題の特定 **Aさんと家族の意思（希望）がかなう退院先はどこか**	❸判断基準（成果）の特定				
	誤嚥性肺炎をおこさない	栄養の確保	経口摂取できる	嚥下訓練の継続	
❹判断基準（成果）の重みづけ　　❷選択肢の列挙					
TPNで療養病院へ転院					❺実現可能性
胃ろう造設して老人保健施設へ転院					
胃ろう造設してもとの施設へ退院（＋デイサービス利用）					

重みづけ：最も重要→＋＋＋（×3），2番目に重要→＋＋（×2），3番目に重要→＋（×1）
実現可能性：実現する→○（3），まあまあ実現する→△（2），実現するかどうかわからない→×（1）

❹ 判断基準（成果）の重みづけ……基準・成果の中で，どれを重要視するのか？

　次に，❸で挙げた判断基準（成果）それぞれを，「最も重要：＋＋＋（×3）」「2番目に重要：＋＋（×2）」「3番目に重要：＋（×1）」の3段階で重みづけ（Value）を行います。

　事例2では，
　「判断基準（成果）の重みづけ」➡〈誤嚥性肺炎をおこさない〉〈栄養の確保〉
　　　　　　　　　　　　　　　　　　〈嚥下訓練の継続〉の3点を重要視して

　「最も重要：＋＋＋（×3）」➡〈誤嚥性肺炎をおこさない〉〈栄養の確保〉〈嚥下訓練の継続〉
　「2番目に重要：＋＋（×2）」➡〈経口摂取できる〉

　としました。これらの判断基準（成果）の重みづけを，**表2-7の④**の欄に記入していきます。

第2章 OOVLの作成手順とそのポイント　23

表2-7　❹判断基準（成果）の重みづけ── 事例2

誰の意思決定支援：**Aさんと家族**

❶問題の特定 **Aさんと家族の意思（希望）が かなう退院先はどこか**	❸判断基準（成果）の特定			
	誤嚥性肺炎を おこさない	栄養の確保	経口摂取できる	嚥下訓練の継続
❹判断基準（成果） の重みづけ ❷選択肢の列挙	**+++ （×3）**	**+++ （×3）**	**++ （×2）**	**+++ （×3）**
TPNで療養病院へ転院				
胃ろう造設して老人保健施設 へ転院				
胃ろう造設してもとの施設へ 退院（＋デイサービス利用）				

※右端に「❺実現可能性」の列が縦書きで配置

重みづけ：最も重要→＋＋＋（×3），2番目に重要→＋＋（×2），3番目に重要→＋（×1）
実現可能性：実現する→〇（3），まあまあ実現する→△（2），実現するかどうかわからない→×（1）

❺ **実現可能性**……判断基準（成果）の特定に基づき，選択肢を評価する

　そして，❷で挙げた選択肢が，❸で挙げた判断基準（成果）それぞれを，どのくらい実現できるか，

「**実現する：〇（3点）**」
「**まあまあ実現する：△（2点）**」
「**実現するかどうかわからない：×（1点）**」

で評価（**表2-8の**⑤に記入）し，❹での「×3，×2」の重みづけに沿って乗算（掛け算）し，点数化します。

　《TPNで療養病院へ転院》では，いずれの判断基準（成果）もそれなりに期待でき，「**△（2点）**」としました。

　《胃ろうを造設して老人保健施設へ転院》では，TPNよりも胃ろうは〈栄養の確保〉〈誤嚥性肺炎をおこさない〉が期待でき「**〇（3点）**」としたものの〈嚥下訓練の継続〉は難しく「**×（1点）**」としました。

　《胃ろうを造設してもとの施設へ退院しデイサービスを併用する》では，もとの

24　**第1部** 意思決定支援ツールOOVL入門

表2-8 ❺実現可能性 —— 事例2

誰の意思決定支援：**Aさんと家族**

❶ 問題の特定 Aさんと家族の意思（希望）が かなう退院先はどこか	❸判断基準（成果）の特定					
	誤嚥性肺炎を おこさない	栄養の 確保	経口摂取できる	嚥下訓練の継続		
❹判断基準（成果） の重みづけ ❷ 選択肢の列挙	+++ （×3）	+++ （×3）	++ （×2）	+++ （×3）		
TPNで療養病院へ転院	△ （2×3=6）	△ （2×3=6）	△ （2×2=4）	△ （2×3=6）	22	❺実現可能性
胃ろう造設して老人保健施健 へ転院	○ （3×3=9）	○ （3×3=9）	△ （2×2=4）	× （1×3=3）	25	
胃ろう造設してもとの施設へ 退院（＋デイサービス利用）	△ （2×3=6）	○ （3×3=9）	○ （3×2=6）	○ （3×3=9）	30	

重みづけ：最も重要→+++（×3），2番目に重要→++（×2），3番目に重要→+（×1）
実現可能性：実現する→○（3），まあまあ実現する→△（2），実現するかどうかわからない→×（1）

　施設が食事の経口摂取に積極的に取り組んでおり〈経口摂取できる〉〈嚥下訓練の継続〉は「○（3点）」，それにより〈栄養の確保〉は「○（3点）」とする一方で誤嚥性肺炎のリスクも生じるため〈誤嚥性肺炎をおこさない〉は「△（2点）」としました。

❻ 選択肢の決定……どの選択肢を選ぶのか？

　最後に，❺の点数も参考にしながら，**選択肢の決定**を行います。

　事例2では，「胃ろうを造設してもとの施設へ退院しデイサービスを併用する」が最も高い点数となりました。

　しかし，繰り返しますが，このツールは点数が最も高い選択肢を勧めるものではありません。本事例では，Aさんと家族に，OOVL作成の過程で考えられたリスクとベネフィットを丁寧に説明しました。その結果，Aさんと家族は，退院時は移動に介助を要さない（杖歩行）ため，胃ろうを造設して，もとのサービス付き高齢者住宅に戻り（**表2-9**），注入は家族のほか胃ろうの状態観察もあわせて訪問看護師が実施し，言語聴覚士が常駐するデイサービスにて嚥下訓練を受けることを選択されました。

　このように，OOVLを用いてリスクとベネフィットの両側面から，今後のA

表2-9 ❻選択肢の決定── 事例2

誰の意思決定支援：**Aさんと家族**

❶問題の特定 Aさんと家族の意思（希望）が かなう退院先はどこか	❸判断基準（成果）の特定					
	誤嚥性肺炎を おこさない	栄養の確保	経口摂取 できる	嚥下訓練の 継続		
❹判断基準（成果） の重みづけ ❷選択肢の列挙	+++ (×3)	+++ (×3)	++ (×2)	+++ (×3)		
TPNで療養病院へ転院	△ (2×3=6)	△ (2×3=6)	△ (2×2=4)	△ (2×3=6)	22	❺実現可能性
胃ろう造設して老人保健施健 へ転院	○ (3×3=9)	○ (3×3=9)	△ (2×2=4)	× (1×3=3)	25	
胃ろう造設してもとの施設へ 退院（＋デイサービス利用）	△ (2×3=6)	○ (3×3=9)	○ (3×2=6)	○ (3×3=9)	30	

重みづけ：最も重要→＋＋＋（×3），2番目に重要→＋＋（×2），3番目に重要→＋（×1）
実現可能性：実現する→○(3)，まあまあ実現する→△(2)，実現するかどうかわからない→×(1)

さんの栄養をどう考えるかも含め，拡散しがちな多職種の意見を集約しチームとして統一を図ることができました。また，本人（Aさん）と家族にOOVL表を提示しながら，ともに思考の整理を図ったことも，胃ろう造設につながったと推察されます。

OOVL各手順でのポイント

OOVLにおける作成手順それぞれの段階におけるポイントを挙げていきます。

❶ 誰の意思決定を支援するか？　　❶ 問題の特定……問題は何か？

> **POINT**
> - 「誰」の意思決定を支援するのかを明確にしてから問題の特定を図る
> - 支援する関係者全員が，問題を共通認識する

まず，問題を明確にして，共通認識することが重要です。意思決定支援を行

う際，「誰」の意思決定を支援するのかについて，関係者の意識にズレが生じていることが実は多くあるものです。

とくに，チームで意思決定支援を行おうとする際に，それぞれが「誰の，何を問題として捉えているか」によって，選択肢や成果が異なってきます。

そのため，OOVLを作成するにあたっては，「誰」の意思決定を支援するのかを明確にすることが，第一歩となります。そのうえで，問題の特定を行います。

OOVLは，患者や家族，医療者だけでなく，後述の事例3でも紹介しますが自分自身の思考の整理にも用いることができるくらいに汎用性が高いものです。多職種または1職種であっても，2人以上で考える場合のベクトルを揃えることが大事です。

また，OOVL表は意思決定に関係する各要素を1つの表に組みあわせることができますが，1つの問題に対して1回の使用が基本です。

❷ 選択肢の列挙……選択肢は何か？

> **POINT**
> - 問題を解決することが可能なリソースを列挙する
> - 選択肢の列挙には経済的な事情（金銭面）が大きく影響する

Corcoranらは，認知症患者のQOLを高めるには，家族や公的サービスのリソースが影響することから，問題の特定のあとに選択肢の列挙を記入するよう求めています[3]。列挙する選択肢には，地域によって活用できる資源が違うなど患者の環境や経済的な事情といったことも，現実には大きく影響します。

❸ 判断基準（成果）の特定……判断の基準となるものは？ どのような成果をあげたいのか？

> **POINT**
> - 原則として，生命に直結する成果，患者の意思（希望），家族の意思（希望）の順に記入する
> - 現時点で，問題の発生が少ない基準や成果はまとめる

意思決定を支援する相手がどんな希望を抱いていようとも，まずは生命という基盤があってのことだということを，判断基準（成果）の特定において忘れてはなりません。そのため，患者の意思（希望）の前に，生命に直結する成果から記入します（**表2-6**）。場合によっては，生命に直結する成果よりも重視し

たい成果があることもありえますが，その判断は❹の重みづけで行えばよく，判断基準（成果）の特定においては「生命に直結する成果，患者の意思（希望），家族の意思（希望）の順」に記入していくことで，そうした迷いをこの段階でもち込まずに済みます。

また，判断基準（成果）をこと細かに挙げすぎないこともポイントの1つです。OOVLでは，1つひとつの成果を詳細に挙げ，かなうか否かをアセスメントすることが重要ではなく，❻の選択肢の決定（意思決定）を支援するためのツールであるからです。

❹ 判断基準（成果）の重みづけ……基準・成果の中で，どれを重要視するのか？

> **POINT**
> - 支援者が考えた価値の重みづけでよい
> - 関係者で，その重みづけをした理由を共有する

OOVLのユニークな点は，まさにこの重みづけにあると考えています。それは，支援する側・支援される側の1人ひとりが多様な価値観をもつということをOOVLは重視していることの表れにほかならないからです。

では，この重みづけを，意思決定を支援する側などの他者によって行ってよいものでしょうか——答えは「構いません」。ともすると，患者本人や家族は，自身の意思（希望）に寄ってしまうがために，その意思（希望）がかなうための案はどれか……と選択肢を判断する焦点を狭めてしまうことがあります。そのため，医療者の視点で，なぜこの成果に重みづけを高くつけたのか，あるいは低くつけたのかといった理由を言語化することが大きな意味をもちます。ほかの人，医療者間ではとくに他職種の重みづけから，「そのような捉え方もあるのか」と，思いがけない視点や自身の重みづけとの違いを知ることで，患者本人や家族も含めて考え方が変化することもあるからです。

また，症状の変化によって意思（希望）が揺れ動くことを，24時間患者本人により添う看護師はよく目のあたりにしています。意思（希望）はその時々で変わることを前提に考えることも重要です。

❺ 実現可能性……判断基準（成果）の特定に基づき，選択肢を評価する

> **POINT**
> - 意思決定の指標として記号化・点数化したことにより納得性が高まる
> - 点数化は意思決定する際の参考にすぎない

Corcoran らのオリジナル版では，実現可能性を「high」「medium」「low」で示していますが，OOVL 日本版では，ひと目で理解が得られるように単純に置き換えて「実現する：○」「まあまあ実現する：△」「実現するかどうかわからない：×」と記号に変更しました。

また，記号の羅列だけではどの選択肢が最適解なのかわかりにくいため，「実現する：○（3点）」「まあまあ実現する：△（2点）」「実現するかどうかわからない：×（1点）」と便宜的な点数化も付帯しました。

さらに，Value（重みづけ）も「＋＋＋：×3」「＋＋：×2」「＋：×1」と倍率で表し，実現可能性の点数と乗算（掛け算）することにより，具体的な数値として各選択肢を点数で表せるようにしました。

それによって，患者本人の思いなどの貴重な情報が，ほかの情報と同列になることなく，意思決定の「見える化」が可能となり，納得を得やすいツールとなっています。ただし，上述の通り，点数化は便宜的なものであり，あくまでも参考にすぎず，点数の高いもの＝正解となるわけではありません。

臨床現場では，多様な業務を行いながら，大小さまざまな問題に答えを出しながら，患者本人や家族を日々支援しています。なぜ△なのか，なぜ×なのかといった理由を言語化する前に，まず記号化したほうが視覚的にわかりやすいと患者・家族から好評を得ています。同時に，私たちの時間の節約につながっていることも感じます。

6 選択肢の決定……どの選択肢を選ぶのか？

> **POINT**
> - 医療者には，リスクとベネフィットの説明責任（アカウンタビリティ）がある
> - 最終決定は説明を受けた者が決める

最後に，選択肢を決定しますが，その際，繰り返しになりますが，決して点数の高いもの＝正解ではありません。また，今日の医療現場においては，実際には患者・家族の多くが高齢者です。簡潔に，わかりやすく伝えるためには，言葉だけの説明ではなかなか理解が得られないことも多く，その点でも OOVL は記号化・点数化によって，患者や家族が希望された意思（希望）のリスクとベネフィットがひと目でわかるように「見える化」されます。そのため，医療者は簡便に説明しやすく，かつ患者・家族の納得も得られやすくなります。

実際，点数化によって，選択肢の冷静な検討が可能となり，納得したうえでの合意形成に至りやすいことを，筆者自身の臨床実践の中で実感しています。

また，OOVLを用いて意思決定支援を行った中で強く感じたことは，患者本人や家族は決して「点数が高い選択肢」に焦点を当てるわけではない，ということです。OOVL表を示して説明したあと，質問される内容のほとんどが，リスクに関することでした。そして，「そのリスクがあるから，こんな予防の必要があるのですね。あと，何に注意する必要がありますか」などと聞かれることが多くあります。OOVL表をもとにリスクを把握し，患者・家族自身でその対処を考えることにつながっていることを実感します。

また，このようなこともありました。2型糖尿病の既往がある脳梗塞患者のBさんは，独居であることや内服管理が必要なため，自宅退院が難しいと考えられました。しかし，OOVL表で2番目に点数が高かった「自宅退院＋さまざまな介護サービスの利用」を選択し，療養生活を開始されました。それから2か月が経過した頃，Bさん自身が自宅で過ごすことに限界を感じ，自ら施設に入所されました。「施設入所」の点数が最も高いときのOOVL表をBさん自身が示しながら「次に具合が悪くなれば，施設に入るつもりだった」と説明されたと，介護支援専門員（以下，ケアマネジャー）から聞きました。「本人の心の整理のために」と退院時にお渡ししたOOVL表が，そのように「次」を考える材料としてお役に立てたことをうれしく思い，そういう活用の仕方もあるのだなとBさんから学びました。

臨床現場でのOOVLの活用

OOVLは，個人の思考の整理にも役立ちますが，意思決定支援ツールとして臨床現場で最も力を発揮するのはカンファレンスと患者・家族への説明場面です。カンファレンスは看護師だけのときもあれば，多職種で行うこともあります。

ここでは，多職種でOOVLを活用した事例をもとに，これまでの経験の中からみえてきた職種間の考え方の違いとともに，カンファレンスでの活用の仕方をOOVLの手順に沿って紹介します。

事例3

多職種チームによる脳梗塞患者の退院支援事例[4]

無職の息子と2人で年金生活をしている70代の女性Cさんは，ある日左上下肢の脱力を訴え，救急搬送されアテローム血栓性脳梗塞と診断されました。当日に右脳動脈バイパス術が施行され，状態が安定したため回復

期リハビリテーション病院（以下，回復期リハ病院）に転院となりましたが，重度の左半身麻痺が残存し，自宅退院は困難であると考えられました。しかし，金銭的な問題もあり，施設への入所なども厳しく，長男の介護負担やCさんが安楽に生活できるかなど，Cさんの今後について多職種で意見がわかれました。

患者	70代，女性，Cさん
診断	アテローム血栓性脳梗塞，脳血管性認知症
既往歴	糖尿病，高血圧，左大腿骨転子部骨折，右脳梗塞，嚥下障害
経過	左上下肢脱力あり，アテローム血栓性脳梗塞と診断され，右脳動脈バイパス術の施行後，回復期リハ病棟に入院となった
生活状況	要介護3と認定されているがサービスの利用はなし。息子2人のうち，長男（無職）と同居しており，Cさんの年金で生活している。入院前は，食事の準備を分担していた。同市内在住の次男は協力を望めず，面会なし。自宅は日本家屋のため段差が多い
転院時の状況	FIM：34点（運動項目25点，認知項目9点） MMSE：11点，認知症高齢者の日常生活自立度 Ⅲa 注意障害，帰宅要求，睡眠障害，不穏などの周辺症状あり 嚥下機能（FOIS）：Level 4 ペースト食10割自己摂取可 看護師見守りのもとデイルームで過ごす
退院に向けた意見	Cさん：家に帰りたい 長男：母の意思を尊重したい 医師：車いす全介助であり，在宅生活は高度な介助が必要 理学療法士：在宅では，長男の介助量が大きく，臥床時間が長くなると思うので，小規模多機能施設，デイサービスなど廃用症候群の予防を目的にリハビリテーションサービスの利用が望ましい。食事動作は見守りで行えるが，水分摂取はとろみが必要であり，退院時の嚥下機能にあわせた食事を準備する必要がある 看護師：自宅退院＋さまざまなサービス利用は，Cさんにあったデイサービスや訪問ヘルパーなどを選択しやすいが，感染（COVID-19・インフルエンザなど）のリスクが高い。また，小規模多機能型居宅介護を利用する場合，ケアマネジャーの変更が要件となるため，Cさんと長男の受け入れが不明であり，長男に介護サービスについて説明し，慎重な検討が必要 社会福祉士：介護保険でデイサービスやヘルパーサービスを利用し自宅退院をめざすのがよい

　この事例では，多職種によるカンファレンスに先立ち，まず1人ひとりがCさんの退院に向けた思考の整理を目的に，手順に沿ってOOVL表を作成することにしました。Cさんの担当理学療法士・社会福祉士・看護師がそれぞれ作成したOOVL表をもとに，3人でまとめのOOVL表を作成していきました。

表2-10 ⓪誰の意思決定を支援するか？── 事例3

誰の意思決定支援：**長男**

❶問題の特定	❸判断基準（成果）の特定				
❹判断基準（成果）の重みづけ ／ ❷選択肢の列挙					❺実現可能性

重みづけ：最も重要→＋＋＋（×3），2番目に重要→＋＋（×2），3番目に重要→＋（×1）
実現可能性：実現する→〇（3），まあまあ実現する→△（2），実現するかどうかわからない→×（1）

⓪ 誰の意思決定を支援するか？

「誰の意思決定を支援するか？」

➡ 理学療法士：長男

　社会福祉士：長男

　看護師：長男

と，全員が意思決定支援の対象を「**長男**」と考えていました（**表2-10**）。

❶ 問題の特定……問題は何か？

「問題の特定……問題は何か？」

➡ 理学療法士：長男に支援者や金銭的余裕がない中でＣさんが在宅生活を行うこと

　社会福祉士：長男の身体的・精神的・経済的な負担の軽減ができる社会資源の提案

32　第1部　意思決定支援ツールOOVL入門

表2-11　❶問題の特定── 事例3

誰の意思決定支援：**長男**

❶問題の特定 **長男の金銭的な 事情にあわせて, Cさんが安楽な暮らしを 継続できるのはどこか**	❸判断基準（成果）の特定			
❹判断基準（成果） の重みづけ ❷選択肢の列挙				
				❺ 実現 可能 性

重みづけ：最も重要→＋＋＋（×3），2番目に重要→＋＋（×2），3番目に重要→＋（×1）
実現可能性：実現する→○（3），まあまあ実現する→△（2），実現するかどうかわからない→×（1）

　　　　看護師：長男が在宅介護を継続することができるのか
　と，表現は違いますが全員が，Cさんの日常生活に介助の必要があり，長男の金銭的な事情もあわせたCさんの安楽な暮らしの継続が可能なところはどこかと捉えていました。そのため話しあいの結果，「**長男の金銭的な事情にあわせて，Cさんが安楽な暮らしを継続できるのはどこか**」とまとめ，OOVL表に記入しました（**表2-11**）。

❷ 選択肢の列挙……選択肢は何か?

　「選択肢の列挙」
　➡ 理学療法士：「自宅」
　　　　　　　　「自宅＋サービス利用」
　　　　　　　　「老人保健施設」
　　　　　の3つの選択肢を挙げました。
　社会福祉士：「ケアマネジャーを選定し在宅サービスを組みあわせる」

表2-12 ❷選択肢の列挙 —— 事例3

誰の意思決定支援：**長男**

❶ 問題の特定 **長男の金銭的な事情にあわせて，Cさんが安楽な暮らしを継続できるのはどこか**	❸ 判断基準（成果）の特定					
❹ 判断基準（成果）の重みづけ／❷ 選択肢の列挙						❺ 実現可能性
自宅						
自宅＋サービス利用						
小規模多機能型居宅介護						
入居施設（特別養護老人ホームや老人保健施設）						

重みづけ：最も重要→＋＋＋（×3），2番目に重要→＋＋（×2），3番目に重要→＋（×1）
実現可能性：実現する→○（3），まあまあ実現する→△（2），実現するかどうかわからない→×（1）

「小規模多機能型居宅介護を利用」
「特養・老健への入所」
「在宅サービスか小規模多機能型居宅介護を利用＋施設申し込み」
の4つの選択肢を挙げました。

看護師：「自宅＋サービス（訪問介護やデイケア，ショートステイ利用など）」
「小規模多機能型居宅介護」
「入居施設（老健・グループホームなど）」
の3つの選択肢を挙げました。

　Cさんが安楽な暮らしを継続するための選択肢として，理学療法士だけが自宅を選択肢の1つに挙げました。これは，理学療法士の役割として自宅退院をめざして機能訓練を行う専門性が表れていると思います。
　あとの選択肢は，表現が少しずつ違うだけで，全員が同じような介護サービ

34　　第1部　意思決定支援ツールOOVL入門

スや施設を挙げていたため，まとめのOOVL表では，**②選択肢の列挙**として，《自宅》《自宅＋サービス利用》《小規模多機能型居宅介護》《入居施設（特別養護老人ホームや老人保健施設）》の4つとしました**（表2-12）**。

③ 判断基準（成果）の特定……判断の基準となるものは？　どのような成果をあげたいのか？

「判断基準（成果）の特定」

➡ 理学療法士：「脳梗塞の再発予防」
　　　　　　　　「介助者の負担軽減」
　　　　　　　　「廃用症候群の予防」
　　　　　　　　「長男の生活の質の維持」
　　　　　　　　の4つを挙げました。

　　社会福祉士：「脳梗塞の再発予防」
　　　　　　　　「Cさんの思いを尊重できる」
　　　　　　　　「長男の介護負担（身体的・精神的）の軽減」
　　　　　　　　「金銭的負担の軽減」
　　　　　　　　の4つを挙げました。

　　看護師：　　「脳梗塞の再発予防」
　　　　　　　　「介護負担を軽減できる」
　　　　　　　　「Cさんの意思を尊重できる」
　　　　　　　　「Cさんの身体能力，認知機能の向上・維持ができる」
　　　　　　　　「介護相談や介護サービスの見直しがタイムリーにできる」
　　　　　　　　の5つを挙げました。

　ここでも，各職種の専門性の違いが表れました。理学療法士は自宅に戻ることを主眼に成果を捉え，社会福祉士は暮らしを継続するための経済面から成果をアセスメントしています。看護師は，Cさんが自宅に戻ってからの状態次第でタイムリーに対応できるかに気がかりを感じています。Cさんの状態変化に着目していたのは看護師だけでした。

　では，まとめのOOVL表に書き込んでいきます。

　まず，全員が生命に直結する成果として「脳梗塞の再発予防」を重要と考えていたため，1番目に〈脳梗塞の再発予防〉を記入しました。

　次に，生命に関係する項目はどれかと考えると，理学療法士が挙げた〈**廃用症候群の予防**〉だろうとなり，2番目に記入することになりました。看護師の挙げた「Cさんの身体能力，認知機能の向上・維持ができる」は，「廃用症候群の予防」に含まれると意見が出て，全員納得のうえ，〈廃用症候群の予防〉に集

表2-13 ❸判断基準（成果）の特定 —— 事例3

誰の意思決定支援：**長男**

❶問題の特定 長男の金銭的な事情にあわせて，Cさんが安楽な暮らしを継続できるのはどこか	❸判断基準（成果）の特定					
	脳梗塞の再発予防	廃用症候群の予防	長男の介護負担の軽減	Cさんの意思の尊重	金銭的負担の軽減	
❹判断基準（成果）の重みづけ／❷選択肢の列挙						❺実現可能性
自宅						
自宅＋サービス利用						
小規模多機能型居宅介護						
入居施設（特別養護老人ホームや老人保健施設）						

重みづけ：最も重要→＋＋＋（×3），2番目に重要→＋＋（×2），3番目に重要→＋（×1）
実現可能性：実現する→○（3），まあまあ実現する→△（2），実現するかどうかわからない→×（1）

約することになりました。

　3番目は，全員が長男の介護負担について，「介助者の負担軽減」「長男の介護負担（身体的・精神的）の軽減」「介護負担を軽減できる」と挙げていたため，まとめて〈**長男の介護負担の軽減**〉としました。

　あと，全員が介護サービスやCさん本人や長男の経済面のこととして「長男の生活の質の維持」「金銭的負担の軽減」「介護相談や介護サービスの見直しがタイムリーにできる」を挙げており，〈**金銭的負担の軽減**〉にひと括りできる，となりました。

　また，社会福祉士と看護師がCさん本人の意思の尊重として「Cさんの思いを尊重できる」「Cさんの意思を尊重できる」を挙げており〈**Cさんの意思の尊重**〉とまとめました。

　OOVL表に記入する〈金銭的負担の軽減〉と〈Cさんの意思の尊重〉の順番については，経済面も重要だが，Cさん自身が家に帰りたいとの意思を示しているので，成果として捉えるにあたっては，Cさん本人が示した意思を先に記したほうがよいとの意見がありました。

36 **第1部** 意思決定支援ツールOOVL入門

それらの結果，〈脳梗塞の再発予防〉〈廃用症候群の予防〉〈長男の介護負担の軽減〉〈Cさんの意思の尊重〉〈金銭的負担の軽減〉の順に記すことになりました（**表2-13**）。

④ 判断基準（成果）の重みづけ……基準・成果の中で，どれを重要視するのか？

「OOVL各手順でのポイント」でも述べましたが，判断基準（成果）の重みづけは，意思決定を支援する側の視点で構いません。同じ判断基準（成果）であっても，職種によってだけでなく，同じ職種であっても個々人で重みづけは違ってきます。「なぜその重みづけにしたのか」をお互いに話しあうことで，それぞれが何を大事にしているのかが理解・共有でき，新たな発見につながることもままあります。

この事例では，理学療法士は判断基準（成果）の特定の際に挙げた「長男の生活の質の維持」を「＋＋＋（×3）」としていました。その理由として，長男自身の生活が担保されなければ主介護者の役割を果たすことが困難になり，大きな問題になると考えたそうです。社会福祉士は，「金銭的負担の軽減」として経済状況を判断基準（成果）の特定に挙げていましたが，重みづけは「＋（×1）」と低くしていました。理学療法士・看護師が不思議に思い尋ねたところ，「金銭的負担の軽減」は長男の生活維持のため重要だが，あらかじめ経済状況を確認してサービス量を検討することや，経済状況にあった施設の選択，限度額適用認定などの制度もあり，ほかの選択肢と比べて優先順位は低い，という返答でした。私たち看護師は，主介護者（この事例では長男）が無職だったりすると不安を抱きがちですが，日頃から経済面での支援を行っているからこその社会福祉士の重みづけだと感じました。看護師は，生命に直結する「脳梗塞の再発予防」だけは「＋＋＋（×3）」としたものの，ほかは優劣をつけがたく，すべて「＋＋（×2）」としていました。

これらを見比べながら話しあった結果，成果として早めに必要なことを重みづけとして高くしたほうがよいとの意見が出され，「**＋＋＋（×3）**」を〈脳梗塞の再発予防〉〈長男の介護負担の軽減〉〈金銭的負担の軽減〉，「**＋＋（×2）**」を〈廃用症候群の予防〉〈Cさんの意思の尊重〉としました。これらをまとめたOOVL表が**表2-14**です。

▶意見のすりあわせだけであれば

それぞれが作成してきたOOVL表ですが，3人とも，最後の点数化まで記入していませんでした。このように，途中で終わりにしてもよいところもOOVL

第2章 OOVLの作成手順とそのポイント **37**

表2-14 ❹判断基準（成果）の重みづけ──事例3

誰の意思決定支援：**長男**

❶問題の特定 長男の金銭的な事情にあわせて，Cさんが安楽な暮らしを継続できるのはどこか	❸判断基準（成果）の特定				
	脳梗塞の再発予防	廃用症候群の予防	長男の介護負担の軽減	Cさんの意思の尊重	金銭的負担の軽減
❹判断基準（成果）の重みづけ ❷選択肢の列挙	+++ （×3）	++ （×2）	+++ （×3）	++ （×2）	+++ （×3）
自宅					
自宅＋サービス利用					
小規模多機能型居宅介護					
入居施設（特別養護老人ホームや老人保健施設）					

※表の右端に縦書きで「❺実現可能性」の列がある。

重みづけ：最も重要→＋＋＋（×3），2番目に重要→＋＋（×2），3番目に重要→＋（×1）
実現可能性：実現する→○（3），まあまあ実現する→△（2），実現するかどうかわからない→×（1）

のおもしろさですね。多職種チームで意思決定支援する場合，意見のすりあわせだけであれば，ここでOOVL表の記入を終えても構いません。個人個人が点数化までする必要はなく，ここまででことが足りるからです。

しかし，患者や家族に『見える化』し，リスクとベネフィットの説明をわかりやすく行うために，ここではもう一歩，踏み込んでいきます。

❺ 実現可能性……判断基準（成果）の特定に基づき，選択肢を評価する

いよいよ，3人ですりあわせた各選択肢が，特定した判断基準（成果）をどの程度実現できそうか（実現可能性）を判断していきます。この作業は，患者や家族に説明しながら一緒に記入していくのもよいと思います。

この事例で，Cさんが自宅退院した場合，〈脳梗塞の再発予防〉を実現できるかと考えると難しいと判断し「×（1点）」，〈廃用症候群の予防〉も同様に難しく「×（1点）」としました。また，自宅退院は〈Cさんの意思の尊重〉することになり「○（3点）」，一方で〈長男の介護負担の軽減〉は大きくなるので「×

表2-15　❺実現可能性── 事例3

誰の意思決定支援：**長男**

❶問題の特定 長男の金銭的な事情にあわせて，Cさんが安楽な暮らしを継続できるのはどこか	❸判断基準（成果）の特定						
	脳梗塞の再発予防	廃用症候群の予防	長男の介護負担の軽減	Cさんの意思の尊重	金銭的負担の軽減		
❹判断基準（成果）の重みづけ ❷選択肢の列挙	+++ (×3)	++ (×2)	+++ (×3)	++ (×2)	+++ (×3)		
自宅	× (1×3＝3)	× (1×2＝2)	× (1×3＝3)	○ (3×2＝6)	○ (3×3＝9)	39	❺実現可能性
自宅＋サービス利用	△ (2×3＝6)	△ (2×2＝4)	△ (2×3＝6)	○ (3×2＝6)	○ (3×3＝9)	31	
小規模多機能型居宅介護	○ (3×3＝9)	○ (3×2＝6)	○ (3×3＝9)	× (1×2＝2)	△ (2×3＝6)	32	
入居施設（特別養護老人ホームや老人保健施設）	○ (3×3＝9)	△ (2×2＝4)	○ (3×3＝9)	× (1×2＝2)	× (1×3＝3)	27	

重みづけ：最も重要→＋＋＋（×3），2番目に重要→＋＋（×2），3番目に重要→＋（×1）
実現可能性：実現する→○（3），まあまあ実現する→△（2），実現するかどうかわからない→×（1）

（1点）」としました。〈金銭的負担の軽減〉は，ほかの選択肢よりも少ないことが見込まれ「○（3点）」としました。

　このような形でほかの選択肢《自宅＋サービス利用》《小規模多機能型居宅介護》《入居施設（特別養護老人ホームや老人保健施設）》についてもそれぞれ検討し，それらを記入して点数化したものが**表2-15**となります。

❻ 選択肢の決定……どの選択肢を選ぶのか?

　最後に選択肢の決定を行います。この選択肢の決定は，意思決定支援そのものです。つまり，判断基準（成果）または意思（希望）が，どの選択肢ならかなえられ，それに伴うリスクとベネフィットは何かを説明すること＝意思決定への支援だからです。

　本事例ではまず，Cさんの希望である《自宅》では，〈脳梗塞の再発予防〉〈廃用症候群の予防〉〈長男の介護負担の軽減〉が懸念されるというリスクを，Cさんと長男に**表2-15**のOOVL表をみせながら説明しました。同時に，Cさんの

希望に沿うものであること，金銭的な負担が少ないことをベネフィットとしてお伝えしました。

この選択肢の逆が《入居施設（特別養護老人ホームや老人保健施設）》であることも説明しました。

次に，OOVL表でほぼ同点となった《自宅＋サービス利用》と《小規模多機能型居宅介護》の説明をしました。《自宅＋サービス利用》は，経済状況に応じたサービスの検討ができ，Cさんの状態の変化に応じ，サービス変更が可能であることを説明しました。しかし，感染（COVID-19，インフルエンザなど）のリスクが相対的に高くなることや，場面に応じて対応するスタッフが異なることもあって信頼関係やケアの連続性を保ちにくい面があることも伝えました。《小規模多機能型居宅介護》は，定額制のため訪問・通所サービスを多く使う際にベネフィットを得られること，その反面，自宅等に外泊した場合の費用は別に発生するため，外泊回数が多くなると利用料が施設入所よりも高くなる可能性をリスクとして説明しました。

Cさんと長男に，OOVL表でなぜ○としたのか，なぜ△なのか，どうして×にしたのか，リスクとベネフィットを1つひとつ説明した結果，長男は《小規模多機能型居宅介護》を選択されました。

カンファレンスや会議でのOOVLの活用

OOVLは，カンファレンスや会議において，さまざまな形で活用することができます。例えば，参加者それぞれが事前にOOVL表を作成することはせずに，カンファレンスに集まって議論をしながら1枚のOOVLを作成していくことも考えられます。しかし，臨床におけるカンファレンスや会議では必ず時間の制約があるため，事例3で示したように個々人がOOVL表を作成したあと，お互いにもち寄って意見をすりあわせながら，まとめのOOVL表を作成し，情報共有や話しあって最適解を探るのがよいと感じています。そのプロセスは**図2-2**の通りで，OOVL表を1度作成したら終わりではなく，経過に応じて何度も作成するとよりよい意思決定支援に結びつくと考えます。OOVLはそれを可能にする手軽さも兼ね備えています。

また，患者本人や家族が，退院に向けて何を問題と捉え，何を望み（成果），望んでいることの優先順位（重みづけ）を聞き取った際に，その時点で考えられる選択肢とともにOOVL表にまとめて多職種カンファレンスで提示することで情報共有もできます。さらに，話しあう中で出てきた潜在的な選択肢や成果

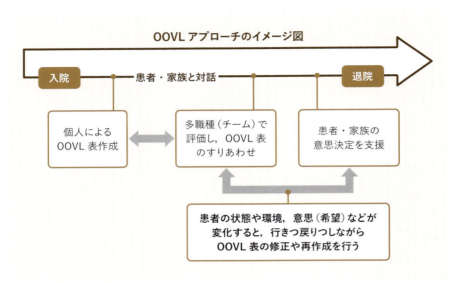

図2-2 多職種チームでのOOVLを用いたアプローチ

を書き加えることで，よりよい意思決定支援につながっていきます。

　最近は，さまざまな問題を複合的に抱えた患者の割合が多くなっています。プライマリ看護師として，どこに焦点を当てるとよいか迷うこともあると思います。そうしたときは，自分1人で抱え込まず，率直に迷っていることを伝えながらカンファレンスで相談し，そこでOOVLの手順に沿ってほかの看護師の意見を聞きながらOOVL表を作成していくことで思考の整理ができ，まず対処する問題を特定できるだけでなく，その後の対応のヒントも得ることができます。

　最後に，カンファレンスや会議などで，意見をいうことが苦手な人もいるかと思います。また，意見をいえる人でも，「ほかの人と意見が違ったら，言い出しにくい……」といった経験をしたことがあると思います。そんな場合，OOVL表を活用して，「見える化」して提示してみてください。数値化が可能であるため，参加者のあいだで納得が得られやすく，選択肢を決めたあとも実現に向けて一体感をもって取り組みやすいことを体感できるでしょう。

引用文献

1）Lewis, M., Hepburn, K., Corcoran-Perry, S., Narayan, S., & Lally, R.M. (1999). Options, Outcomes, Values, Likelihoods Decision-Making Guide for Patients and Their Families. Journal of Gerontological Nursing, 25(12), pp.19-25. doi: 10.3928/0098-9134-19991201-12.
2）内橋恵．(2020)．納得性の高い意思決定支援になぜOOVLが有効なのか．看護，72(12)，pp.68-69の事例を一部改変．
3）前掲1），p.21.
4）柿本信一，三輪千晴，神子島準，内橋恵．(2021)．OOVLを用いた退院支援．リハビリナース，14(4)，pp. 390-395.

第2部

OOVL活用事例

事例を通して学ぶ
OOVLの使い方

Case **1**

―― オーソドックスな基本事例 ――
入院中依存的になった
脳卒中の患者の退院先の選択

事例の概要

- Aさんは，脳出血による左半身麻痺の既往がある
- デイサービスなどを利用しながら，自宅で過ごしていたが脳梗塞を発症した
- 入院治療中に誤嚥性肺炎も併発したため，中心静脈栄養を施行し，医療療養型病院に転院した
- 退院先について職種間で意見がわかれた

事例紹介

患者	Aさん，80代，女性（キーパーソンは長男）
診断	脳梗塞，誤嚥性肺炎，廃用症候群
既往歴	糖尿病，高血圧 5年前，脳出血にて左半身麻痺 1か月前，脳梗塞を発症
経過	1か月前，脳梗塞にて入院中の急性期病院で誤嚥性肺炎を併発し，嚥下内視鏡の結果，嚥下障害があると診断され，中心静脈栄養を施行後，医療療養型病院に転院となった
生活状況	要介護4，自宅改装済，デイサービスを週3回利用 長男夫婦と夫の4人家族。長男夫婦は共働きで，夫が日常生活全般（起居動作，移乗，排泄など）を介護していた。Aさんの介護が夫の生きがいになっている Aさんは，室内では下肢装具を装着して歩行し，外出時は車いすを使用。年に数回好きな歌手のコンサートに行き，そのコンサートグッズ作成やファンレターを書くことを楽しみにして，心のよりどころとしている
転院時の状況	左上下肢麻痺，右上肢の感覚障害軽度，摂食嚥下障害（仮性球麻痺） FIM*1)：34点（運動項目25点，認知項目9点） 障害高齢者の日常生活自立度：B2（日中もベッド上での生活が主体であり，車いす移乗に介助を要する） MMSE*2)：21点 認知症高齢者の日常生活自立度：IIa（家庭外で日常生活に支障をきたすような症状・行動や意思疎通の困難さが時々みられ，介護を必要とする）

*1) FIM (Functional Independence Measure)：世界的に普及しているADL評価法。18項目を「全介助」1点～「自立」7点で評価，合計点も算出する
*2) MMSE (Mini-Mental State Examination)：30点満点の認知症のスクリーニング検査

▶経過

　医療療養型病院である当院への転院当初，食思はなく，ゼリー少量程度の摂取だったが，徐々に経口摂取量が増加するとともに食形態もアップし，転院77日目に中心静脈栄養カテーテルが抜去された。現在，嚥下食を6割程度自己摂取可能である。しかし，入院中の言動は依存的であり，「（麻痺側の腕をさすりながら）しびれが強く何もできない。ごめんね。迷惑かけて」「腕が痛いから自分では食べられない」「麻痺側の腕や足のしびれによる痛みが強い」と離床を拒否されることが多い。また，理学療法士からもリハビリテーションへの意欲が少なく，端座位も拒否されるため臥床したままの関節可動域訓練で終了することも多く，自宅退院は難しいのではないかとの報告があった。その反面，Aさんの好きなビーズ細工の上肢リハビリテーションには意欲的に取り組む場面もみられた。

▶退院に向けた関係者の意見

Aさん　家に帰って好きな歌手のコンサートに行きたい。でも家族に迷惑をかける

長男　共働きだから父（Aさんの夫）に任せている。母の介護は父の生きがいになっているが，父も高齢であり，今後自宅での介護は難しいのではと思う。自分の妻に介護の協力を頼むことは難しい

医師　車いす移乗が全介助であり，在宅での生活は高度な介助が必要である。施設入所がよいのではないか

理学療法士　実際のキーパーソンは高齢の夫であり，夫主体の介護は難しい。長男夫婦の援助は必須と思う。しかし，共働きで，長男の妻の協力を得ることは難しい状況のようだ。入院中でも臥床時間が長く，移乗や排泄の介助などが必要なため，自宅退院となると廃用が進むリスクが高いのではないか。小規模多機能型施設や老人保健施設が適切と思う。もし，自宅退院なら通所リハビリテーションなどのサービスの継続利用が望ましい。食事動作は見守りで行えるが，水分摂取はとろみが必要であり，自宅退院ではAさんの嚥下機能にあわせた食事だけでなく，栄養補助食品の補食が必要になる可能性が高い

看護師　もともと車いすで生活できるように自宅改修が済んでいる。食事量も増えてきているため，Aさんの望む自宅退院は可能と思う。体調のムラは精神的な要素が大きいように思う。好きな歌手のコンサートに行くという目標があるので自宅に戻って，その目標に向けたサービスであれば積極的に受けるのではないか。夫も自宅退院を望んでいる。誤嚥性肺炎予防の訓練は訪問看護師が行

うことができる。心配な点は，Aさんにあったさまざまなサービス利用が感染（COVID-19やインフルエンザなど）のリスクを高めることだと思う。

社会福祉士 Aさんの介護が夫の生きがいになっている。要介護4であり，介護保険でAさんに必要な訪問リハビリテーションやデイサービスなどを利用することで自宅退院をめざすことができると思う。看護小規模多機能型居宅介護はケアマネジャーを変更しないといけないので，Aさんも家族も望んでいないのではないか。

OOVL を用いた検討

この事例でOOVL表を用いて，問題の整理と検討を行った（**表C-1**）。

➊ 誰の意思決定を支援するか?

退院先については受け持ちの職種で意見がわかれていたが，誰の意思決定を支援するのかについては全員がAさんの意思決定を尊重したいと捉えていた。

「誰の意思決定を支援するか?」➡**Aさん**

➊ 問題の特定……問題は何か?

Aさんにとって最もよいと思われる退院先を考えたいという点も，職種を問わず一致していた。

「問題の特定……問題は何か?」➡**Aさんにとって適切な退院先はどこか**

➋ 選択肢の列挙……選択肢は何か?

Aさんが希望している在宅介護となった場合，継続を困難にする要因として，主介護者となる夫の介護疲れが考えられた。また，在宅介護により生じる身体的・精神的・時間的な負担だけでなく，経済的な負担の視点からも選択肢の検討を行った。理学療法士からはリハビリテーションの継続が強く推奨されたため，自宅退院の場合は訪問リハビリテーションの導入を，入所施設の場合はリハビリテーションに熱心な老人保健施設を検討することとなった。

表C-1 Case1のOOVL表

誰の意思決定支援：**Aさん**

❶ 問題の特定 Aさんにとって適切な 退院先はどこか	❸ 判断基準（成果）の特定							
❹ 判断基準（成果） の重みづけ ❷ 選択肢の列挙	脳梗塞の再発予防	誤嚥性肺炎をおこさない	廃用症候群の予防	夫の介護負担の軽減	本人が必要なケアを受けることができる	本人の意思の尊重		
	+++ （×3）	+++ （×3）	++ （×2）	++ （×2）	++ （×2）	+++ （×3）		
自宅	× （1×3＝3）	× （1×3＝3）	× （1×2＝2）	× （1×2＝2）	○ （3×2＝6）	○ （3×3＝9）	25	❺ 実現可能性
自宅＋サービス利用	△ （2×3＝6）	△ （2×3＝6）	○ （3×2＝6）	○ （3×2＝6）	○ （3×2＝6）	○ （3×3＝9）	39	
入所施設 （老人保健施設など）	○ （3×3＝9）	△ （2×3＝6）	○ （3×2＝6）	○ （3×2＝6）	△ （2×2＝4）	× （1×3＝3）	34	

重みづけ：最も重要→＋＋＋（×3），2番目に重要→＋＋（×2），3番目に重要→＋（×1）
実現可能性：実現する→○（3），まあまあ実現する→△（2），実現するかどうかわからない→×（1）

　その結果，Aさんが利用可能な選択肢として，《自宅》《自宅＋サービス利用》《入所施設（老人保健施設など）》の3つが挙がった。

　　　「選択肢の列挙」➡《自宅》
　　　　　　　　　　　《自宅＋サービス利用》
　　　　　　　　　　　《入所施設（老人保健施設など》

❸ 判断基準（成果）の特定……判断の基準となるものは？ どのような成果をあげたいのか？

　生命に直結する判断基準（成果）として全員が〈脳梗塞の再発予防〉〈誤嚥性肺炎をおこさない〉〈廃用症候群の予防〉の3点を重要と考えるとともに，〈夫の介護負担の軽減〉も挙げていた。そのほかの判断基準（成果）には職種間で表現の違いがあり，理学療法士は「リハビリテーションの継続」，看護師は「急変時の対応」「（しびれなどの）症状緩和」を挙げていた。

　話しあう中で，「リハビリテーションの継続」は〈廃用症候群の予防〉に含まれるのではないかとなった。「急変時の対応」「（しびれなど）症状緩和」も，社会福祉士が挙げた〈本人が必要なケアを受けることができる〉にまとめるとよ

いとなった。また看護師は，現在の状況だけでなく，コンサートに行きたいというＡさんのモチベーションが，自宅に戻ったあともリハビリテーションを継続する動機づけになると主張し，全員が同意して〈本人の意思の尊重〉も加えた。

「判断基準（成果）の特定」
➡〈脳梗塞の再発予防〉
　〈誤嚥性肺炎をおこさない〉
　〈廃用症候群の予防〉
　〈夫の介護負担の軽減〉
　〈本人が必要なケアを受けることができる〉
　〈本人の意思の尊重〉

4 判断基準（成果）の重みづけ……基準・成果の中で，どれを重要視するのか？

　特定した判断基準（成果）ついて，それぞれ重みづけを行った。

　〈脳梗塞の再発予防〉〈誤嚥性肺炎をおこさない〉は，生命に直結する成果のため，いずれも最も重要と考え「**重要度：＋＋＋（×3）**」とした。〈廃用症候群の予防〉は，リハビリテーションの継続ができれば，いますぐに生命に直結するわけではないとの意見があり「**重要度：＋＋（×2）**」とした。また〈夫の介護負担の軽減〉は，夫は高齢であるものの介護ができない身体状況ではないこと，〈本人が必要なケアを受けることができる〉も必要なケアが具体的でないことから「**重要度：＋＋（×2）**」とした。最後に，〈本人の意思の尊重〉は，本人が「家に帰ってコンサートに行きたい」と意思を示しており，療養生活を送るうえでの本人の重みづけは最も高いと考えて「**重要度：＋＋＋（×3）**」とした。

5 実現可能性……判断基準（成果）の特定に基づき，選択肢を評価する

　各選択肢でそれぞれの判断基準（成果）をどの程度実現できるか，全員で実現可能性を検討した。

┃ 自宅 ┃

　自宅に戻っても，医療サービスを利用しなければ〈脳梗塞の再発予防〉〈誤嚥性肺炎をおこさない〉〈廃用症候群の予防〉〈夫の介護負担の軽減〉の4つを実現できるかわからないため「**×（1点）**」とした。

　一方，自宅に帰りたいという〈本人の意思の尊重〉や，自宅に戻ってから〈本

人が必要なケアを受けることができる〉は実現するため「○（3点）」とした。

　以上，それぞれの点数と重みづけの点数を掛けあわせ，合算すると総点は25点となった。

｜自宅＋サービス利用｜

　自宅ではどんなサービスを利用しても〈脳梗塞の再発予防〉〈誤嚥性肺炎をおこさない〉は，実現することは難しいが，サービスの内容によって一定程度の成果は期待できるため，まあまあ実現すると考えて「△（2点）」とした。しかし，〈廃用症候群の予防〉〈夫の介護負担の軽減〉〈本人の意思の尊重〉〈本人が必要なケアを受けることができる〉はサービスの内容をうまく調整すれば実現する可能性が高いと考え「○（3点）」とした。

　以上，それぞれの点数と重みづけの点数を掛けあわせ，合算すると総点は39点となった。

｜入所施設（老人保健施設など）｜

　施設に入所すれば，24時間体制で介護を受けられるため〈脳梗塞の再発予防〉〈廃用症候群の予防〉〈夫の介護負担の軽減〉は実現すると考えて「○（3点）」にしたが，〈誤嚥性肺炎をおこさない〉は不確実な要素が比較的多いため「△（2点）」とした。また，施設入所は確かに〈夫の介護負担の軽減〉になるが，同時に夫の生きがいがなくなる可能性もあるという意見が挙がった。

　施設への入所は，〈本人の意思の尊重〉に反するため「✕（1点）」，〈本人が必要なケアを受けることができる〉については施設によって利用できる資源がそれぞれ異なるため，まあまあ実現すると考え「△（2点）」にした。

　以上，それぞれの点数と重みづけの点数を掛けあわせ，合算すると総点は34点となった。

❻ 選択肢の決定……どの選択肢を選ぶのか？

　OOVL表を用いた検討の結果，本事例では退院先として，Aさんの希望である自宅退院とサービス利用の〈自宅＋サービス利用〉が最も点数が高い結果となった。このOOVL表をAさんと夫，長男に提示し，❶〜❺までのプロセスを説明した。同時に，Aさんへの個別ケアや経済状況に応じてサービスを変更しやすいといったメリットだけでなく，デメリットとしてさまざまな事業所の介入による感染（COVID-19，インフルエンザなど）リスクがあり，それぞれの場面で対応するスタッフが異なることから信頼関係の構築やケアの連続性が保ちにくいことなども説明をした。

その結果，Ａさんと家族は最も点数が高い〈自宅＋サービス利用〉を選択された。

▶結論

Ａさんは訪問看護，訪問リハビリテーション，デイサービスを併用しながら，自宅退院となった。

退院後，訪問リハビリテーションにて排泄訓練と装具歩行，訪問看護によって嚥下訓練を行い，自宅に配達される嚥下食を全量摂取し，デイサービスにて入浴もしている。夫から介護疲れの訴えはない。Ａさんの排泄介助は，下更衣の上げ下ろしの一部介助で，夜間の介護用パッドはＡさんが自己処理している。

OOVL を用いてみて

看護師は，「退院後は入所施設に行くことになる」とＡさん自身が思っているためにリハビリテーションへのモチベーションがあがらないのでは，と考えていた。自宅に退院し，好きな歌手のコンサートに行くことで動機づけができれば，Ａさんの回復への意欲をより高められるのではと考えて，判断基準（成果）の1つ〈本人の意思の尊重〉の重みづけを重要度が最も高い「**重要度：＋＋＋（×3）**」にした。そのことが，退院後にＡさんが訪問リハビリテーションに熱心に取り組むことにつながったと考える。

今回，OOVL表を用いて考えていく中で，何がＡさんにとって重要なのかを明確にできたことがＡさんと夫にとってよりふさわしい退院支援につながった。重みづけは患者・家族に決めてもらうことが有効なことも多いが，ときに患者本人が「難しいだろう」と諦めて「**重要度：＋（×1）**」とする場合もある。できる・できないではなく，あくまでも「判断基準（成果）」としての重要度で決めることが大事である。

（内橋）

Case **2**

── 選択肢の点差がほぼない事例 ──
職種間で意見がわかれた
栄養の選択

事例の概要

- Bさんは，脳梗塞の後遺症のため5年以上，自宅で妻の介護を受けている
- Bさんの介護が妻の生きがいである
- 栄養の選択が退院先の選択に影響を及ぼすため，職種間で意見がわかれた

事例紹介

患者	Bさん，70代，男性（キーパーソンは妻）
診断	脳出血
既往歴	脳梗塞，糖尿病
経過	脳梗塞後自宅療養であったが，今回脳出血を発症し，開頭血腫除去術を施行。術前の意識レベルはJCS：Ⅱ-30[*1)] 経鼻経管栄養で誤嚥性肺炎をおこしたため，現在は中心静脈カテーテル（以下，CVC）を留置し，高カロリー輸液で栄養補給を行っている
生活状況	入院前は要介護3，訪問看護を週2回利用し妻と2人暮らし 近所に娘夫婦が住んでいるが，共働きのため，Bさんの介護はほとんど行えていなかった。今後もBさんの介助への協力は期待できない
現在の状況	左半身麻痺，MMTは3[*2)] JCS：Ⅰ-2〜3，発語あるが意思疎通は曖昧 MWST[*3)]：3（嚥下あり，呼吸良好だがむせあり）

*1) JCS（Japan Coma Scale）：意識障害患者の意識レベルを評価する指標の1つ。Ⅱ-30は，痛み刺激により，かろうじて開眼する状態。Ⅰ-2は，刺激なく覚醒しているが見当識障害がある状態

*2) MMT（Manual Muscle Testing）：徒手筋力テストともいい，個々の筋肉で筋力が低下しているかを0〜5の6段階で徒手的に評価する筋力評価法の1つ。MMT3は，抵抗を加えなければ，重力に抗して動かすことができる状態

*3) MWST（Modified Water Swallowing Test）：改訂水飲みテストともいい，3mLの冷水を嚥下し，誤嚥の程度を評価する

▶経過

急性期病院である当院への入院当初は，意識レベルが悪く，誤嚥性肺炎も併発したため，リハビリテーションを行うことが困難であった。しかし，徐々に意識レベルも改善され，意思疎通はまだ曖昧だが，指示動作可能な場面も増えてきた。最近，経口摂取に向けた言語聴覚士の直接訓練が始まった。Bさんは発語があるも，質問に対してはうなずき程度で，意思の表出は困難な様子である。

▶退院に向けた関係者の意見

妻 このまま自宅に連れて帰りたい。お楽しみ程度でよいので，口から食べさせてあげたい

娘 父親（Bさん）の介護が母（Bさんの妻）の生きがいなので，母の意向に沿いたい。私にできることは手伝いたいが，仕事の関係で介護を毎日手伝うことは難しい

医師 このまま自宅に帰ることは妻の介助量が多く，勧められない。現在，CVC留置で高カロリー輸液を行っているので，このまま医療型療養病院に転院することを勧める

社会福祉士 妻も高齢であり，このまま自宅にBさんが帰ると介護疲れで妻が倒れてしまわないか心配。介護施設なども転院先として考えたほうがよいのではないか。胃ろうを造設すれば，受け入れてくれる施設の選択の幅が拡がる

言語聴覚士 直接訓練ではとろみをつけたお茶を試しているだけだが，嚥下の状態は悪くない。医療型療養病院に転院するとしても，言語聴覚士が在籍する施設で直接訓練を続ければ，お楽しみ程度なら口から食べることができるようになると思う

看護師 要介護3であり，介護サービスを見直すことで，妻が望む自宅退院はできないことではないと思う。しかし，娘は仕事が休みの日でも面会がほとんどなく，面会の様子からBさんの介護に積極的な印象は少なかった。そのため，今の状態では自宅に退院することは難しく，妻の意思（希望）をかなえるために，胃ろうを造設していったん回復期リハビリテーション病院（以下，回復期リハビリ病院）に転院することで，口から食べられるようになる可能性が高くなると思う

OOVL を用いた検討

職種によって意見がわかれる中，Bさんの栄養の選択によって退院先も変わるため，OOVLを用いて意思決定支援を行うことになった（**表C-2**）。

⓪ 誰の意思決定を支援するか？

Bさん自身が意思の表出は困難であったため，誰の意思決定を支援するかについては全員がBさんの妻と考えた。

「誰の意思決定を支援するか？」➡ **Bさんの妻**

① 問題の特定……問題は何か？

栄養の選択については職種によって意見がわかれていたが，Bさんの妻の意思（希望）がかなう退院先はどこかについて検討することとした。

「問題の特定……問題は何か？」➡ **Bさんの妻の意思（希望）がかなう退院先はどこか**

② 選択肢の列挙……選択肢は何か？

検討の中でまず，Bさんの妻の希望である《自宅＋訪問看護》が挙がった。次に，医師が提案した医療型療養病院への転院について検討し，《CVC留置にて医療型療養病院》に加えて，《胃ろうを造設して介護型療養病院》も選択肢として挙がった。また，看護師が提案した回復期リハビリ病院は，CVCでも胃ろうでも転院できるが，原則自宅退院が見込まれる患者を受け入れるため，転院の照会をした際に「胃ろう造設が望ましい」との返答があったことが共有され，《胃ろうを造設して回復期リハビリ病院》も選択肢となった。

「選択肢の列挙」➡ **《自宅＋訪問看護》**
《CVC留置にて医療型療養病院》
《胃ろうを造設して介護型療養病院》
《胃ろうを造設して回復期リハビリ病院》

52 **第2部** OOVL活用事例 事例を通して学ぶOOVLの使い方

表C-2 Case2のOOVL表

�　誰の意思決定支援：**Bさんの妻**

❶ 問題の特定 Bさんの妻の 意思（希望）がかなう 退院先はどこか	❸ 判断基準（成果）の特定							
	脳卒中のリスク予防	誤嚥性肺炎をおこさない	カテーテル感染をおこさない	経口摂取訓練ができる	Bさんの介護をする	Bさんと面会がしやすい		
❹ 判断基準（成果）の重みづけ ❷ 選択肢の列挙	++ （×2）	+++ （×3）	+++ （×3）	+++ （×3）	+ （×1）	+ （×1）		
自宅＋訪問看護	× (1×2=2)	△ (2×3=6)	△ (2×3=6)	△ (2×3=6)	○ (3×1=3)	○ (3×1=3)	26	❺実現可能性
CVC留置にて 医療型療養病院	○ (3×2=6)	○ (3×3=9)	△ (2×3=6)	△ (2×3=6)	× (1×1=1)	△ (2×1=2)	30	
胃ろうを造設して 介護型療養病院	○ (3×2=6)	○ (3×3=9)	○ (3×3=9)	○ (3×3=9)	× (1×1=1)	△ (2×1=2)	36	
胃ろうを造設して 回復期リハビリ病院	○ (3×2=6)	○ (3×3=9)	○ (3×3=9)	○ (3×3=9)	× (1×1=1)	○ (3×1=3)	37	

重みづけ：最も重要→＋＋＋（×3），2番目に重要→＋＋（×2），3番目に重要→＋（×1）
実現可能性：実現する→○（3），まあまあ実現する→△（2），実現するかどうかわからない→×（1）

❸ 判断基準（成果）の特定……判断の基準となるものは？ どのような成果をあげたいのか？

　「口から食べさせてあげたい」というBさんの妻の意思（希望）を実現するには経口摂取訓練が必要であり，まず〈経口摂取訓練ができる〉が判断基準（成果）として挙がった。

　続いて，Bさん自身の生命に直結する判断基準（成果）として〈脳卒中のリスク予防〉〈誤嚥性肺炎をおこさない〉〈カテーテル感染をおこさない〉の3点が挙げられた．

　また，「娘は『Bさんの介護が母の生きがいだ』と話しており，妻にとっては介護ができることも成果の1つになるのではないか」との意見が看護師から出され，〈Bさんの介護をする〉も判断基準（成果）に加えることになった。

　さらに社会福祉士から「転院した場合，急性期病院よりも入院期間が長くなるため，妻が面会しやすい場所であることも重要ではないか」との指摘に全員

が納得し，〈Bさんと面会がしやすい〉も加わった。

これらを以下の通り，生命に直結する判断基準（成果）から順にOOVL表に記入をしていった。

「判断基準（成果）の特定」
➡ 〈脳卒中のリスク予防〉
〈誤嚥性肺炎をおこさない〉
〈カテーテル感染をおこさない〉
〈経口摂取訓練ができる〉
〈Bさんの介護をする〉
〈Bさんと面会がしやすい〉

④ 判断基準（成果）の重みづけ……基準・成果の中で，どれを重要視するのか？

生命に直結すると考えられる〈誤嚥性肺炎をおこさない〉〈カテーテル感染をおこさない〉は「**重要度：＋＋＋（×3）**」とし，それらと比較して〈脳卒中のリスク予防〉の可能性は現時点では低いと考え，「**重要度：＋＋（×2）**」とした。〈経口摂取訓練ができる〉は妻の意思（希望）であるため「**重要度：＋＋＋（×3）**」としたが，〈Bさんの介護をする〉と〈Bさんと面会がしやすい〉は比較的重要度が低いと考え，「**重要度：＋（×1）**」とした．

⑤ 実現可能性……判断基準（成果）の特定に基づき，選択肢を評価する

各選択肢でそれぞれの判断基準（成果）をどの程度実現できるか，全員で実現可能性を検討した。

｜ 自宅＋訪問看護 ｜

自宅では，訪問看護により〈誤嚥性肺炎をおこさない〉〈カテーテル感染をおこさない〉〈経口摂取訓練ができる〉は実現がある程度期待できるものの，ほかの選択肢と比べるとやや難しい部分もあり「**△（2点）**」，〈脳卒中のリスク予防〉は「**×（1点）**」とした。

自宅では〈Bさんの介護をする〉は実現でき，〈Bさんと面会がしやすい〉も一緒に生活することから「**〇（3点）**」とした。

以上，それぞれの点数と重みづけの点数を掛けあわせ，合算すると総点は26点となった。

CVC留置にて医療型療養病院

医療型療養病院では，〈脳卒中のリスク予防〉は期待でき「〇（3点）」としたものの，CVC留置により〈カテーテル感染をおこさない〉に関してはリスクが残ること，〈経口摂取訓練ができる〉は胃ろうと比較すると「△（2点）」とするのが妥当だろうとなった。

入院によりBさんの妻の生きがいである〈Bさんの介護をする〉は難しく「✕（1点）」，〈Bさんと面会がしやすい〉は医療型療養病院が自宅からそう不便ではないところにあるため「△（2点）」とした。

以上，それぞれの点数と重みづけの点数を掛けあわせ，合算すると総点は30点となった。

胃ろうを造設して介護型療養病院

介護型療養病院も〈脳卒中のリスク予防〉に加え，〈誤嚥性肺炎をおこさない〉も期待でき「〇（3点）」，胃ろう造設により〈カテーテル感染をおこさない〉〈経口摂取訓練ができる〉も「〇（3点）」とした。

しかし〈Bさんの介護をする〉は入院により難しく「✕（1点）」，介護型療養病院も自宅から遠くなかったため「△（2点）」とした。

以上，それぞれの点数と重みづけの点数を掛けあわせ，合算すると総点は36点となった。

胃ろうを造設して回復期リハビリ病院

回復期リハビリ病院でも介護型療養病院と同様に，〈脳卒中のリスク予防〉〈誤嚥性肺炎をおこさない〉〈カテーテル感染をおこさない〉〈経口摂取訓練ができる〉のいずれも「〇（3点）」と考えられた。

〈Bさんの介護をする〉も同様に「✕（1点）」とし，回復期リハビリ病院は自宅から近かったため「〇（3点）」とした。

以上，それぞれの点数と重みづけの点数を掛けあわせ，合算すると総点は37点となった。

⑥ 選択肢の決定……どの選択肢を選ぶのか？

Bさんの妻と娘に，OOVL表を示しながら栄養の選択と各転院先のリスクとベネフィットの説明を行った。また経口摂取訓練は，どの選択肢であっても，可能であることを補足した。あわせて，経口摂取訓練が充実している転院先として，介護型療養病院と回復期リハビリ病院であることも伝えた。一方で，このまま自宅に退院した場合は，清拭や排便コントロールなどの介護サービスに

加えて，経口摂取訓練を多く取り入れるのは難しい見込みであることも伝えた。同時に，可能な転院先の所在地も伝えた。

その結果，Bさんの妻は〈経口摂取訓練ができる〉ことに重きをおき，通える範囲にあり，意思（希望）が最もかなうと考えた《胃ろうを造設して回復期リハビリ病院》を選択された。

▶結論

Bさんは10日後に胃ろうを造設し，回復期リハビリ病院に転院した．その後，嚥下食まで食形態はアップし，現在は訪問看護の利用と胃ろうによる半固形食，配食サービスを併用しながら自宅で過ごされている．

OOVL を用いてみて

栄養の選択における意思決定支援でOOVLを用いた場合，経験的に点差が大きくつくことは少ないと感じている。また，選択肢の列挙には，それぞれの地域の環境やリソース，家族の支援体制が大きく影響する。そのため，p.17の**表2-2**の「POINT」にある通り，検討にあたっては現実の詳細な情報が必要となる。

「最期まで口から食べる」ことへの関心が高まっている昨今，介護型療養病院であっても言語聴覚士を配置し，経口摂取訓練に力を入れている施設も増えている．私たち看護師はそうした状況の変化に常に関心をはらい，意思決定支援を必要とする方の環境や利用可能なリソースに目を向けて，より適切な選択肢の提案を行うことが重要である。　　　　　　　　　　　　　　　　　（内橋）

Case **3**

—— 先に判断基準（成果）を検討した事例 ——
「3ない」の患者への看護

事例の概要

- Cさんは脳出血のため，意思疎通が困難である
- Cさんの身寄りは姪のみである
- 成年後見人により生活費の上限金額が月3万円と決まっている
- 吐血をしたが精査できていないため原因不明で，今後の方向性が定まらない中，看護の提供をどうするべきか看護師が混乱している

事例紹介

患者	Cさん，70代，男性（成年後見人制度[*1]）
診断	脳出血，左半身麻痺，失語
既往歴	不明
入院期間	医療型療養病院である当院に転院後，約1年経過
経過	1年前，散歩中に意識消失し急性期病院に救急搬送され，脳出血と診断後，緊急手術となる。約2か月後，当院に転院。独居で，身寄りは姪のみ 最近，吐血の症状があったが，精査できていないため原因不明
生活状況	入院以前の生活状況に関する情報はほとんどない。姪が金銭管理を行っていて，生活保護の受給は受けていなかった。すでに毎月の入院費（入院料と衣服リース代など）が成年後見人が決めた生活費の上限金額3万円に達しているため，日用品の不足が続いている Cさんは「あーうー」と意味不明の発語あり（JCS：I-3） 看護師が手をあげると，健側の右手を挙上する模倣動作あり 看護師のすべての質問に対し，うなずきがあったりなかったりと曖昧で，明確な意思の確認ができない

*1）成年後見人制度：認知症などの理由で判断能力の不十分な人を法律的に保護し，支援する制度。医療行為に対する同意は認められていない

▶経過

　急性期病院にて中心静脈カテーテルを留置後，当院(医療型療養病院)へ転院となる。転院後，約1年が経過しているため，リハビリテーション算定日数の上限も超えており，看護師による拘縮予防(四肢を動かす程度)と経口摂取訓練(ゼリーの経口摂取)以外の時間は，ほぼベッド上で過ごしている。最近，夜間に吐血し，精査の必要性が認められたが，身寄りがなく承諾書などが得られないこともあり，精密検査が可能な他院への受診できていない。そのため，急変時の対応について医師や看護師間で見解のズレが生じている。

▶Cさんへの対応に対する医師と看護師たちの意見

医師　検査を行わないと，吐血の原因がわからない。当院では治療はできず，他院への検査受診できないのであれば対症療法で経過観察しかできない。夜間に急変した場合は看護師に任せるしかない

社会福祉士　成年後見人の対応は金銭面のみ。検査だけであっても，承諾書には同意のサインはできない。Cさんの状況を説明して「検査だけ」と伝えても，他院の受診を断られている状況

X看護師　自分が夜勤のときに急変したら，心臓マッサージなどどうしたらよいか不安

Y看護師　もし，いきなり大量出血とかなれば，何もしないわけにいかない。どんな看護をしたらよいのかわからない

OOVL を用いた検討

　Cさんにどんな看護が必要か，X看護師とY看護師の2人は，OOVLを用いて考えてみようとなった。(表C-3-1)。

0 誰の意思決定を支援するか?

　当初は，看護師2人ともがCさんの意思決定を支援しようと考えていた。しかし，Cさんの意思を汲みとれない状況で，Cさんの意思決定を支援することができるのかという意見が出た。そこで，「誰が困っているのか」と考えたときに，Cさんに対して何ができるかと悩んでいるのは私たち看護師であったた

め，Cさんに関わる看護師の意思決定支援とした。

「誰の意思決定を支援するか？」➡ **Cさんに関わる看護師**

❶ 問題の特定……問題は何か？

　私たち看護師が何かに困っているかを考え，身寄りがない，行き場がない，お金がないの「3ない」のCさんに対してどんな看護をすればよいかを意思決定上の問題とすることにした。

「問題の特定……問題は何か？」➡ **身寄りがない，行き場がない，お金がない Cさんに対してどんな看護をすればよいか**

❷ 選択肢の列挙……選択肢は何か？

　次に，選択肢について考えたところ，2人の看護師ともに適切な選択肢がすぐには考えつかず，「❷選択肢の列挙」と「❸判断基準（成果）の特定」の順を逆にして考えることにした（p.16参照）。すなわち，「❷選択肢の列挙」はひとまず保留し，X看護師・Y看護師それぞれが「❸判断基準（成果）」について考えたのち，お互いにすりあわせることとした。

❸ 判断基準（成果）の特定……判断の基準となるものは？　どのような成果をあげたいのか？

　X看護師は，〈検査を受け，専門の治療が受けられる〉〈健康が守られる〉の2点を成果に挙げた。また，Y看護師は，〈急変時スムーズに対応する〉〈療養生活の継続〉の2点を成果に挙げた。お互いの挙げた成果がそれぞれ異なるものであったため，生命に直結するものから順に〈急変時スムーズに対応する〉〈検査を受け，専門の治療が受けられる〉〈健康が守られる〉〈療養生活の継続〉の4点すべてをOOVL表に記入した（**表C-3-1**）。

　その4点に対し，選択肢を挙げていこうとしたとき，X看護師・Y看護師はCさんの「今に焦点を当てた成果」と「先（急変や転院など）を見据えた成果」が混在していることに気づいた。

　OOVLは，「1つの問題に対して1回の使用が基本」である（p.26参照）。そこで，Cさんの状態が現在は少し落ち着いていることもあり，まず「今（現時点）の問題」に焦点を当てたうえで，「先（今後）の問題」について考えることにしようとなった。

表C-3-1　Case3のOOVL表

誰の意思決定支援：**Cさんに関わる看護師**

❶ 問題の特定 **身寄りがない，行き場がない，お金がないCさんに対してどんな看護をすればよいか**	❸ 判断基準（成果）の特定			
	急変時スムーズに対応する	検査を受け，専門の治療が受けられる	健康が守られる	療養生活の継続
❹ 判断基準（成果）の重みづけ ❷ 選択肢の列挙				
					❺ 実現可能性

重みづけ：最も重要→＋＋＋（×3），2番目に重要→＋＋（×2），3番目に重要→＋（×1）
実現可能性：実現する→○（3），まあまあ実現する→△（2），実現するかどうかわからない→×（1）

　4つの判断基準（成果）のうち，「今（現時点）の問題」として当面は〈健康が守られる〉〈療養生活の継続〉を優先しながら，「先（今後）の問題」として〈急変時スムーズに対応する〉〈検査を受け，専門の治療が受けられる〉を考えることとした。そしてまず，「今（現時点）の問題」を「小さいOOVL」として再考することにした。

「判断基準（成果）の特定」
➡〈**急変時スムーズに対応する**〉…「先（今後）の問題」
　〈**検査を受け，専門の治療が受けられる**〉…「先（今後）の問題」
　〈**健康が守られる**〉…「今（現時点）の問題」
　〈**療養生活の継続**〉…「今（現時点）の問題」

▶ 小さいOOVL

❶ 誰の意思決定を支援するか？

「誰の意思決定を支援するか？」➡**Cさんに関わる看護師**

① 問題の特定……問題は何か?

「問題の特定……問題は何か?」 ➡ **身寄りがない,行き場がない,お金がないCさんに対して,今,どんな看護をすればよいか**

また,ここでも判断基準(成果)を先に考えてから,それを実現し得る選択肢について考えるという順で検討を行った(p.16参照)。

③ 判断基準(成果)の特定……判断の基準となるものは? どのような成果をあげたいのか?

X看護師・Y看護師ともにCさんの今の状態が継続することが大事だと考え,〈健康が守られる〉ことと〈療養生活の継続〉の2つを成果として改めて挙げ,追加すべきものはとくに挙がらなかった。

「判断基準(成果)の特定」
➡ **〈健康が守られる〉**
〈療養生活の継続〉

② 選択肢の列挙……選択肢は何か?

〈健康が守られる〉〈療養生活の継続〉がかなう選択肢は何かを話しあった結果,《観察の強化》《看護師による定期的なリハビリテーション》《ナースステーション近くに部屋替え》の3点が挙がった。

「選択肢の列挙」➡ **《観察の強化》**
《看護師による定期的なリハビリテーション》
《ナースステーション近くに部屋替え》

④ 判断基準(成果)の重みづけ……基準・成果の中で,どれを重要視するのか?

〈療養生活の継続〉によって,Cさんが穏やかな生活を送ることができると考えられるため,「**重要度:＋＋＋(×3)**」とした。〈健康が守られる〉ことは,どの患者に対しても看護師が大事にすべきことで,Cさんにとって「**重要度:＋＋(×2)**」とした。

ここで,2人の看護師は《観察の強化》《看護師による定期的なリハビリテー

表C-3-2　Case3の「小さいOOVL表」

誰の意思決定支援：**Cさんに関わる看護師**

❶ 問題の特定 身寄りがない，行き場がない，お金がないCさんに対して，今，どんな看護をすればよいか	❸ 判断基準（成果）の特定			
	健康が守られる	療養生活の継続		
❹ 判断基準（成果）の重みづけ　／　❷ 選択肢の列挙	++ （×2）	+++ （×3）		
観察の強化				❺ 実現可能性
看護師による定期的なリハビリテーション				
ナースステーション近くに部屋替え				

重みづけ：最も重要→+++（×3），2番目に重要→++（×2），3番目に重要→+（×1）
実現可能性：実現する→○（3），まあまあ実現する→△（2），実現するかどうかわからない→×（1）

ション》《ナースステーション近くに部屋替え》という選択肢はいずれも，Cさんに提供すべきケアであり，「Cさんに対して，今，どんな看護をすればよいか」という問題に対する思考の整理が図られたため，ここで小さいOOVL表の作成を終了した（**表C-3-2**）。

　次に，「先（今後）の問題」としてCさんの今後の看護の方向性をどうしたらよいか，「大きいOOVL」としてOOVL表を用いて思考の整理を図った。

▶ 大きいOOVL

⓪ 誰の意思決定を支援するか？

「誰の意思決定を支援するか？」➡ **Cさんに関わる看護師**

① 問題の特定……問題は何か？

「問題の特定……問題は何か？」➡ **身寄りがない，行き場がない，お金がないCさんに対して，この先，どんな看護をすればよいか**

62　第2部 OOVL活用事例　事例を通して学ぶOOVLの使い方

　ここでも，Cさんの選択肢を狭めないために「❷ 選択肢の列挙」と「❸ 判断基準（成果）の特定」の順を逆にして検討を行った（p.16参照）。

❸ 判断基準（成果）の特定……判断の基準となるものは？ どのような成果をあげたいのか？

　小さいOOVL同様，看護師2人で話しあった結果，〈急変時スムーズに対応する〉〈検査を受け，専門の治療が受けられる〉に加えて，Cさんの〈苦痛の緩和〉が新たに挙がった。

　「判断基準（成果）の特定」
　➡ 〈急変時スムーズに対応する〉
　　〈検査を受け，専門の治療が受けられる〉
　　〈苦痛の緩和〉

❷ 選択肢の列挙……選択肢は何か？

　〈急変時スムーズに対応する〉〈検査を受け，専門の治療が受けられる〉〈苦痛の緩和〉といった成果を期待できる選択肢について話しあった結果，《当院で可能な治療の継続》《急性期病院に転院して治療》の2つが考えられた。

　「選択肢の列挙」➡《当院で可能な治療の継続》
　　　　　　　　　《急性期病院に転院して治療》

❹ 判断基準（成果）の重みづけ……基準・成果の中で，どれを重要視するのか？

　OOVL表に記入した3つの判断基準（成果）を眺めながら，CさんにとってのベネフィットについてX看護師・Y看護師で意見交換を行った。その結果，検査を受けて吐血の原因を突き止めないと対策が立てられないため〈検査を受け，専門の治療が受けられる〉を「重要度：＋＋＋（×3）」とすることで2人の意見は一致した。〈急変時スムーズに対応する〉は，現在Cさんは吐血もなく状態が安定していることから「重要度：＋＋（×2）」とし，〈苦痛の緩和〉も現段階ではさほど苦痛を感じているようにはみえなかったので「重要度：＋（×1）」とした。

表C-3-3　Case3の「大きいOOVL表」

誰の意思決定支援：**Cさんに関わる看護師**

❶問題の特定 身寄りがない，行き場がない，お金がないCさんに対して，この先，どんな看護をすればよいか	❸判断基準（成果）の特定				
❹判断基準（成果）の重みづけ　　　❷選択肢の列挙	急変時スムーズに対応する	検査を受け，専門の治療が受けられる	苦痛の緩和		
	++ （×2）	+++ （×3）	+ （×1）		❺ 実現可能性
当院で可能な治療の継続	△ （2×2=4）	× （1×3=3）	△ （2×1=2）	9	
急性期病院に転院して治療	○ （3×2=6）	○ （3×3=9）	△ （2×1=2）	17	

重みづけ：最も重要→+++（×3），2番目に重要→++（×2），3番目に重要→+（×1）
実現可能性：実現する→○（3），まあまあ実現する→△（2），実現するかどうかわからない→×（1）

❺ 実現可能性……判断基準（成果）の特定に基づき，選択肢を評価する

　　《当院で可能な治療の継続》《急性期病院に転院して治療》の2つの選択肢でそれぞれの判断基準（成果）をどの程度実現できるか，看護師2人で検討した。

| 当院で可能な治療の継続 |

　　当院で可能な治療を継続した場合，〈苦痛の緩和〉と〈急変時スムーズに対応する〉はある程度は実現可能と考えられ「**△（2点）**」としたが，〈検査を受け，専門の治療が受けられる〉の実現は難しく「**×（1点）**」となった。

　　それぞれの点数と重みづけの点数を掛けあわせ，合算すると総点は9点となった。

| 急性期病院に転院して治療 |

　　急性期病院に転院して治療を行う場合，〈苦痛の緩和〉はある程度は実現可能と考えられ「**△（2点）**」としたが，〈検査を受け，専門の治療が受けられる〉〈急変時スムーズに対応する〉のいずれも実現が期待でき「**○（3点）**」となった。

　　それぞれの点数と重みづけの点数を掛けあわせ，合算すると総点は17点となった。

⑥ 選択肢の決定……どの選択肢を選ぶのか?

OOVL表を用いた検討の結果,《急性期病院に転院して治療》は17点となり,《当院で可能な治療の継続》の9点と比べ,2倍近くの点差となった(**表 C-3-3**)。

X看護師・Y看護師ともにこの点数をみて,やはりCさんにとって,転院することが最適解だと納得した。

▶結論

X看護師・Y看護師は,思考の整理に役立ったこのOOVL表をもって地域連携室に相談に行ったところ,担当の社会福祉士から「1度Cさんの姪に連絡し,看護師の説明を聞いてもらえるようにお願いしよう」となった。Cさんの姪からは「電話説明ならば」との了解が得られ,「大きいOOV」の表を手元に置きながらY看護師がCさんの状態と今後の方向性などを丁寧に説明した。その結果,Cさんの姪から「経済的援助はできないが,治療に関する説明を聞いたので,承諾書を書いてもよい」との返答が得られ,精査のために急性期病院の外来を受診した。精査の結果,内服治療で様子をみることになり,転院に至らず,半年過ぎても吐血はなく,状態も安定してCさんは穏やかに療養生活を送っている。

OOVL を用いてみて

意思決定支援では,まず「誰にとってのアウトカムか」から考えることも重要である。つまり,患者の視点からの問題の特定や判断基準(成果)だけでなく,看護師自身が困っていることを問題として捉え,成果を考えてみることから最適解がみつかる場合もある。

臨床の現場では,大小さまざまな問題に対し,常に「答え」を出しつづけながらそれぞれが行うべきことを進めていかなければならない。その際,「今,解決を図ること」と「先の問題」をわけて考えることが有益なことも多い。

また本事例では,思考の整理がついた時点でOOVL表の作成を終了したり,多職種とのコミュニケーションツールとして活用したことが功を奏したといえる。OOVLのさまざまな可能性を感じる経験となった。　　　　　　　(内橋)

Case **4**

—— 状態の変化にあわせ2段階で活用した事例——
膵臓がん末期の「スーパーばあちゃん」の 療養の場の選択

Case
4

事例の概要

- 余命が数か月と知らされたとき，患者は「最期は自宅で過ごしたい」と希望
- 強い痛みが続き，体重・体力とも極端に落ちていた
- 家族は，仕事をかけもちするシングルマザーの長女，部活に忙しい孫娘の2人で，介護力が不足していた
- 自宅療養できるか，職種間で意見がわかれた（ここまでを1回目のOOVLによる検討）
- 自宅療養中，突然「ホスピスに入院したい」と言い出した（亡くなる3日前）
- 長女は，自宅で看取る準備をしていたので，戸惑った（ここまでを2回目のOOVLによる検討）

事例紹介

患者	Dさん，70代，女性（キーパーソンは長女）
診断	膵臓がんステージ4（終末期）
既往歴	30代に交通事故による頭部挫傷（後遺症はなし）
経過	1年前，雨の日にスーパーで滑って転び，その後は腰痛に悩まされた。近くの整形外科医院，内科医院を受診したが，「年のせい」といわれた。腰痛が続き，食欲もなくなりどんどん痩せてきた。医師の紹介により大学病院に入院，PETなど検査をしたのち，主治医より膵臓がんのステージ4と診断された。余命は数か月と見込まれた
生活状況	高齢ではあるが，Dさんはもともと活発な女性。長女と高校生の孫娘との3人で暮らしていた。長女はパートタイムの仕事をかけもちして長時間働いている。Dさんは長女の手助けのため，家事全般を担っていた。孫娘はバレーボールの県の強化選手であり，練習に明け暮れていた。Dさんの最大の楽しみは孫娘の試合を応援することであった。Dさんは孫娘から料理，裁縫，編み物，なんでもできる「スーパーばあちゃん」と呼ばれていた

▶経過

大学病院に入院。PET，造影CTなどの検査をしたのち，主治医からかなり進んだ膵臓がんで，治療は難しいことや，余命が数か月程度であることを告げられると，Dさんは覚悟をしていた様子で，緊張はしていたが落ち着いていた。

その後，医師から ⓐ「このまま大学病院でマイルドな抗がん剤治療を受けてはどうか，多少の延命の可能性がある」，ⓑ「病院食はほとんど食べられないし，痛みが強いので自宅近くの療養型病院に入院するのもよい」と勧められた。

長女は，ⓒ「ネット検索すると，自宅から車で15分のところにホスピスがあるので見学に行ってはどうか」，ⓓ「自宅療養がよいのなら，今までずっと世話になってきたので，今度は私が面倒をみたい。ただ，仕事が休めず，ほとんど家にいないので，療養中に何かあると心配」と語っていた。

Dさんは，医師の勧めや長女の言葉に，考え込んでいた。しばらくして，「10年前に肺がんで夫を看取ったとき，抗がん剤の副作用でとても苦しんだのをみているので，自分が治らない病気なら，抗がん剤の治療はいらない。できることなら残された日々は，長女や孫娘と自宅で普通に暮らしたい」と看護師に話した。

関係する医療者は，現在はかろうじて歩けており，自分のことは自分でできているが，近い将来さまざまな末期がんの症状が出てくること，現在も痛みが強く体重・体力とも極端に落ちていること，介護力が少ないことなどから，退院先は職種間で意見がわかれた。

▶Dさんの退院に向けた患者，家族，多職種の意見

Dさん もう治療はいらない。長女や孫娘と自宅で普通の生活をしたい。痛みだけはとってほしい

Dさんの長女 母の好きなようにさせてやりたい。ホスピスに入院するのもよいし，母が自宅療養を希望するのならそうしたい。ただ，自分は仕事で日中はほとんど家にいない。母に何かあったらと心配。娘もバレーボールの練習が休めるのはお正月の2日間だけで，普段はまったくあてにできない

医師 このまま大学病院でマイルドな抗がん剤治療を受けてはどうか。多少の延命の可能性がある。あるいは近くの病院で，痛みのコントロールと点滴，食事療法により体力の回復を図ってはどうか

看護師 Dさんの自宅療養への意思は，揺るぎがない感じがある。症状のコントロールは必要だが，長女のいない日中は往診や訪問看護でつなぐことができるので，自宅に帰してあげたい

MSW Dさんの自宅から車で15分のところにある病院のホスピスは往診，訪問看護も行っているので，入院するかは別にして，1度見学して選択肢として考えておいたらどうか。介護保険の手続きも早くしておいたほうがよい

OOVLを用いた検討（1回目）

　Dさんの退院先について，関係する医療者の意見がわかれていたため，OOVL表を用いて考えてみることにした。（**表C-4-1**）。

⓪ 誰の意思決定を支援するか？

　誰の意思決定を支援するかについては，関係する医療者全員が「Dさん」自身で一致していた。

　「誰の意思決定を支援するか？」➡ **Dさん**

① 問題の特定……問題は何か？

　Dさんのどんな意思決定を支援するかについても，関係する医療者全員が「Dさんにとって適切な療養場所はどこか」で一致していた。

　「問題の特定……問題は何か？」➡ **Dさんにとって適切な療養場所はどこか**

② 選択肢の列挙……選択肢は何か？

　選択肢については，主治医からの提案された2つの選択肢（p.66の「経過」のⓐとⓑ）と主に娘から提案された2つの選択肢（同ⓒとⓓ）が考えられた。

　「選択肢の列挙」➡ **《大学病院でマイルドな抗がん剤治療を受ける》…ⓐ**
　　　　　　　　　　《自宅近くの療養型病院に入院する》…ⓑ
　　　　　　　　　　《ホスピスに入院する》…ⓒ
　　　　　　　　　　《自宅で療養する。往診，訪問看護を受ける》…ⓓ

表C-4-1　Case4のOOVL表（1回目）

誰の意思決定支援：Dさん

① 問題の特定 Dさんにとって適切な療養場所はどこか	③ 判断基準（成果）の特定						
④ 判断基準（成果）の重みづけ ／ ② 選択肢の列挙	必要な症状コントロールを受けることができる	残された時間は長女，孫娘と普通に暮らしたい	抗がん剤はいらない	長女にあまり負担はかけたくない	好きなものを好きなように食べたい		
	+++ (×3)	+++ (×3)	++ (×2)	++ (×2)	+ (×1)		
大学病院でマイルドな抗がん剤治療を受ける	○ (3×3=9)	× (1×3=3)	× (1×2=2)	△ (2×2=4)	× (1×1=1)	19	⑤ 実現可能性
自宅近くの療養型病院に入院する	○ (3×3=9)	× (1×3=3)	○ (3×2=6)	○ (3×2=6)	× (1×1=1)	25	
ホスピスに入院する	○ (3×3=9)	△ (2×3=6)	○ (3×2=6)	○ (3×2=6)	○ (3×1=3)	30	
自宅で療養する。往診，訪問看護を受ける	△ (2×3=6)	○ (3×3=9)	○ (3×2=6)	× (1×2=2)	○ (3×1=3)	26	

重みづけ：最も重要→＋＋＋（×3），2番目に重要→＋＋（×2），3番目に重要→＋（×1）
実現可能性：実現する→○（3），まあまあ実現する→△（2），実現するかどうかわからない→×（1）

③ 判断基準（成果）の特定……判断の基準となるものは？　どのような成果をあげたいのか？

　　関係する医療者で話しあう中で，Dさんが残された時間を過ごすうえで大事にしたいと思われることは，これまでの言動から〈残された時間は長女，孫娘と普通に暮らしたい〉〈抗がん剤はいらない〉〈長女にあまり負担はかけたくない〉〈好きなものを好きなように食べたい〉の4つが挙がった。また，医療者が大事に考えたいこととして〈必要な症状コントロールを受けることができる〉を加えて5つとなり，生命に直結するものから先にOOVL表に記入した。

　「判断基準（成果）の特定」
➡〈必要な症状コントロールを受けることができる〉
　〈残された時間は長女，孫娘と普通に暮らしたい〉
　〈抗がん剤はいらない〉
　〈長女にあまり負担はかけたくない〉
　〈好きなものを好きなように食べたい〉

4 判断基準（成果）の重みづけ……基準・成果の中で，どれを重要視するのか？

　Dさんが安全で心身ともに安楽な療養生活を送るためには，という視点から検討を行った。

　Dさんにとって切実な願いである〈残された時間は長女，孫娘と普通に過ごしたい〉と，安全で安楽に暮らすために必須の〈必要な症状コントロールを受けることができる〉を「**重要度：＋＋＋（×3）**」とした。

　次いで，〈抗がん剤はいらない〉と〈長女にあまり負担はかけたくない〉を「**重要度：＋＋（×2）**」とした。抗がん剤治療は，医師も強く勧めてはいるわけではなく，Dさんにとっては「不要」という気持ちが強かったからである。また，今までの生活の中でずっとDさんが家事を担ってきたことや，「最期は頼む」と以前から長女に言っており，長女に負担がかかることはある程度はお互いに了解していたと思われるが，今の長女の生活の厳しさを考え2番目に重要とした。

　〈好きなものを好きなように食べたい〉については，がん末期になってDさんの味覚は変化し，ついさっきは食べられたものが，次はもう体が受けつけなくなり，病院での食事は難しい状態であった。そのため，食べたいという意欲も少なく，食べることが苦痛に近く感じるときもあり，「**重要度：＋（×1）**」とした。

5 実現可能性……判断基準（成果）の特定に基づき，選択肢を評価する

　それぞれの選択肢について，各判断基準（成果）を実現できるか，関係する医療者で実現可能性の検討を行った。

｜ 大学病院でマイルドな抗がん剤治療を受ける ｜

　Dさんにとって重要と思われる〈残された時間は長女，孫娘と普通に暮らしたい〉のほか，〈抗がん剤はいらない〉〈好きなものを好きなように食べたい〉はいずれも実現できず，「**×（1点）**」となる。〈長女にあまり負担はかけたくない〉は，大学病院は遠方にあり，時間のない長女が面会に通うのに負担が大きいことから「**△（2点）**」とした。一方で〈必要な症状コントロールを受けることができる〉は実現できるので「**○（3点）**」とした。

｜ 自宅近くの療養型病院に入院する ｜

　各判断基準（成果）の実現可能性は，大学病院でのマイルドな抗がん剤治療とほぼ同じであるが，〈抗がん剤はいらない〉は療養型病院では実現できるの

で「〇（3点）」とした。〈長女にあまり負担はかけたくない〉も自宅近くの病院となるため時間的に面会に行きやすく，長女の負担の軽減になると考え「〇（3点）」とした。

ホスピスに入院する

この選択肢は判断基準（成果）をほぼ満たすと思われた。〈残された時間は長女，孫娘と普通に暮らしたい〉も，ホスピスは面会時間の制限はあるが緩やかであり，部活に追われる孫娘も会いやすくなるので「△（2点）」とした。

自宅で療養する。往診，訪問看護を受ける

この選択肢も判断基準（成果）をほぼ満たすと考えられたが，〈長女にあまり負担はかけたくない〉は「✕（1点）」とした。パートタイマーの仕事をかけ持ちする長女にとって，介護は時間的に厳しい状況であり，同時に，自宅にDさんを1人で残して仕事に行くことは精神的な負担が大きいと考えられたためである。また〈必要な症状コントロールを受けることができる〉は，ホスピスからの往診や訪問看護であり，終末期ケアに熟達していると考えられるが，時間的にずれが生じることもありえることから「△（2点）」とした。

⑥ 選択肢の決定……どの選択肢を選ぶのか？

OOVL表を用いた検討の結果，《ホスピスに入院する》が30点となり，最も高い得点であった。しかし，Dさんは孫娘と過ごす日々を強く望んだ。毎朝，自宅のベッドから「行ってらっしゃい」「気をつけてね」をいうことができる環境が1番の望みであった。また，長女も「介護できるのは，あと数か月しかない。数か月ならがんばれる」と，介護負担に対しての見通しをつけていた。その結果，《自宅で療養する。往診，訪問看護を受ける》を選択することとなった。

OOVLを用いた検討（2回目）

▶経過

　Dさんは自宅に帰り，往診と訪問看護を受けてしばらくは病状は安定していたが，3か月を過ぎると急速に悪化した。だんだん起き上がることも難しくなり，「最期までトイレは自分で行く」とがんばっていた排泄も紙おむつにせざるを得なくなった。そして，突然「ホスピスに入院したい」と言い出した（亡くなる3日前のことだった）。Dさんの長女は紙おむつを大量に買い込み，看取る準備をしていたので，戸惑った。自分の世話が行き届いていない，あるいは忙しい自分に遠慮しているのではないかと，長女はつらく感じていた。

　Dさんの長女の気持ちを聞いた訪問看護師は医師に相談し，ホスピスに現在空床があることを確認のうえ，Dさん自身の気持ちを聞いた。Dさんは「親として娘に自分のおむつを替えさせるのはつらい。プロの人にお願いしたい」「なんともいえないだるさがあり，しんどくてたまらない。もっとしんどくなるようだったら最期は鎮静剤で眠らせてほしい」と訴えた。

▶療養場所の転換に向けた関係者の意見

Dさん これ以上，長女に負担をかけたくない。親のおむつまで替えさせたくない。いよいよしんどくなったら鎮静剤で眠らせてほしい

Dさんの長女 最期まで看取るつもりだったのに，遠慮させてしまった。おむつも準備している。自分の気持ちとしては家で最期まで看取りたい

ホスピス主治医 これから病状はさらにしんどい時期になる。症状コントロールの面からもDさんが希望するようにしてあげてはどうか

訪問看護師 最期まで看取るとがんばってきた長女の気持ちもわかるし，Dさんの親としての気持ちもわかる。「娘に親のおむつまで替えさせたくない」というDさんの気持ちを大事にしたい

　そこで，この状況についてOOVL表を用いて関係者で改めて考えてみることにした。（**表C-4-2**）。

0 **誰の意思決定を支援するか？**

　Ｄさんの長女の思いに対しても支援したいところではあるが，まずは「Ｄさん」自身の意思決定を支援することが重要であると関係する医療者は一致した。

　「誰の意思決定を支援するか？」➡ **Ｄさん**

1 **問題の特定**……問題は何か？

　Ｄさんの状態から，「Ｄさんにとって適切な最期の療養場所はどこか」の意思決定を支援することが大事であると関係する医療者は認識が一致していた。

　「問題の特定……問題は何か？」➡ **Ｄさんにとって適切な最期の療養場所はどこか**

2 **選択肢の列挙**……選択肢は何か？

　Ｄさんの最期の療養場所として考えられたのは，Ｄさんが希望するホスピスへの入院か，現状のまま自宅で療養するか，の2択であった。

　「選択肢の列挙」➡ **《ホスピスに入院する》**
　　　　　　　　　　《最期まで自宅で療養する。往診，訪問看護を受ける》

3 **判断基準（成果）の特定**……判断の基準となるものは？　どのような成果をあげたいのか？

　状況の変化に伴い，関係者の大事にしたいことも変化していた。
　Ｄさんが今の段階で大事にしたいことは，「残された時間はできるだけ長女，孫娘とすごしたい」「なんともいえないだるさを軽減してほしい」「長女にこれ以上負担はかけたくない。とくにおむつ交換までさせたくない」と思われた。
　一方，長女は「最期まで家で看取りたい」と考えていた。また，医療者が大事に考えたことは「さらに細やかな症状コントロールが重要」という点であった。
　また，原則として生命に直結するものを先にOOVL表に記入していくが，終末期などの特別な状況においては原則にこだわらずに，患者・家族にとっての判断基準（成果）から記入していくとより納得のいく意思決定につながることも多い。ここでは，Ｄさん，Ｄさんの長女，医療者の順で判断基準（成果）を

表C-4-2 Case4のOOVL表（2回目）

誰の意思決定支援：Dさん

① 問題の特定 Dさんにとって適切な最期の療養場所はどこか	③ 判断基準（成果）の特定						
	残された時間はできるだけ長女、孫娘とすごしたい	なんともいえないだるさを軽減してほしい	長女にこれ以上負担はかけたくない。とくにおむつ交換までさせたくない	最期まで家で看取りたい	さらに細やかな症状コントロールが重要		
④ 判断基準（成果）の重みづけ ② 選択肢の列挙	++ （×2）	+++ （×3）	+++ （×3）	++ （×2）	+++ （×3）		
ホスピスに入院する	△ （2×2=4）	○ （3×3=9）	○ （3×3=9）	× （1×2=2）	○ （3×3=9）	33	⑤実現可能性
最期まで自宅で療養する。往診、訪問看護を受ける	○ （3×2=6）	△ （2×3=6）	× （1×3=3）	○ （3×2=6）	△ （2×3=6）	27	

重みづけ：最も重要→＋＋＋（×3），2番目に重要→＋＋（×2），3番目に重要→＋（×1）
実現可能性：実現する→○（3），まあまあ実現する→△（2），実現するかどうかわからない→×（1）

記入していった。

「判断基準（成果）の特定」

➡ 〈残された時間はできるだけ長女，孫娘とすごしたい〉

〈なんともいえないだるさを軽減してほしい〉

〈長女にこれ以上負担はかけたくない。とくにおむつ交換までさせたくない〉

〈最期まで家で看取りたい〉

〈さらに細やかな症状コントロールが重要〉

④ 判断基準（成果）の重みづけ……基準・成果の中で，どれを重要視するのか？

　Dさんの病状は終末期のしんどい時期になり，判断基準が変化した。そのため，以前Dさんにとって切実な願いであった〈残された時間はできるだけ長女，孫娘とすごしたい〉は「重要度：＋＋（×2）」とし，Dさんを苦しめていた〈長女にこれ以上負担はかけたくない。とくにおむつ交換までさせたくない〉〈なんともいえないだるさを軽減してほしい〉を「重要度：＋＋＋（×3）」とした。同じく，医療者の〈さらに細やかな症状コントロールが重要〉も「重要度：＋＋＋（×3）」とした。〈最期まで家で看取りたい〉という長女の思いは，Dさ

んの意思決定を支援するというところから「重要度：＋＋＋（×3）」ではなく「重要度：＋＋（×2）」とした。

⑤ 実現可能性……判断基準（成果）の特定に基づき，選択肢を評価する

2つの選択肢で判断基準（成果）をどの程度実現できるか，検討を行った。

│ ホスピスに入院する │

《ホスピスに入院する》は，判断基準（成果）をほぼ満たすと考えられた。〈残された時間はできるだけ長女，孫娘とすごしたい〉については，ホスピスでは長女や孫娘が比較的自由に面会や付き添いができるが，自宅との比較で「△（2点）」とした。

│ 最期まで自宅で療養する。往診，訪問看護を受ける │

自宅での療養を続けた場合，Dさんにとって非常に重要な〈長女にこれ以上負担はかけたくない。とくにおむつ交換までさせたくない〉は実現できず「✕（1点）」であった。また今後予想される臨終期の症状への細やかでタイムリーな対応はホスピスへの入院と比較して「△（2点）」とした。

⑥ 選択肢の決定……どの選択肢を選ぶのか?

OOVL表を用いた検討の結果，《ホスピスに入院する》は33点，《最期まで自宅で療養する。往診，訪問看護を受ける》は27点となり，本人の希望する《ホスピスに入院する》が適切と考えられた。このOOVL表をみせながらDさんの長女と話をしたところ，すべての世話を自分が直接することだけが面倒をみることではないと理解し，Dさんはホスピスに入院することとなった。

▶結論

Dさんのホスピスへの入院は関係する医療者の連携によって迅速に実現できた。Dさんの長女と孫娘は時間がある限り病室に詰め，ベッドサイドでDさんに寄り添った。

Dさんの最期は，「身体がいよいよつらくなったら鎮静剤で眠らせてほしい」といっていたが，実際には「眠ってしまったら，もうこうしてしゃべれなくなる。身体はつらいけど起きていたい」といいながら意識が徐々に混濁，家族に見守られながら亡くなった。家族，医療者はDさんの意思を尊重し，最後ま

で支えることができた。

OOVL を用いてみて

　患者・家族への意思決定支援において痛感することは，時間の経過とともに病状や患者・家族を取り巻く状況が変化し，その変化に応じて，気持ちも価値の重みづけも大きく変化することである。すなわち，1度意思決定したことが，その後もずっと適切な選択肢であり続けるわけではない。そのため，状況の変化に応じてその都度，選択肢も判断基準（成果）も，場合によっては問題の認識そのものも，見直すことが重要である。

　一方，多くの医療者は，患者・家族の知り合いの誰かなどが口にしたひと言で，突然，今まで積み上げてきた意思決定が簡単に覆されることを，しばしば経験している。患者・家族の気持ちの揺れであり，多くの場合，揺れつつ落ち着いてゆくものだが，一時的な混乱に陥ることがある。OOVLは，複雑な状況をシンプルな表により可視化できることから，揺れの中にいる患者・家族が今の状況を客観的，総合的に理解することを促し，患者・家族の意思決定を助けてくれるツールである。　　　　　　　　　　　　　　　　　　　　　　　（青山）

Case **5**

―― 選択肢は1択と思われた状態で活用した事例――
長期入院が必要な透析の患者の転院先

事例の概要

- Eさんは40代
- 複合する疾患の影響で最近は寝たきりの状態
- 療養病床への入院には若く，意識レベルがクリア。感染コントロールが必要なため治療，処置で急性期病院の入院継続が望ましい状態である
- 居住県の医療機関の調整が困難な状況

事例紹介

患者	Eさん，40代，女性（キーパーソンは夫）
診断	悪性関節リウマチ（指定難病46），多発難治性皮膚潰瘍，人工骨頭感染，慢性腎不全
既往歴	間質性肺炎，悪性関節リウマチ（両側股関節人工骨頭置換術），再生不良性貧血
経過	悪性関節リウマチの診断後30年間治療中。内服薬の影響により腎不全となり人工透析導入，現在は週3回4時間の透析が必要。間質性肺炎の悪化で在宅酸素療法（HOT）を導入し酸素2L（鼻カニュラ）必要。数年前より上下肢に膿痂疹や浮腫も伴う原因不明の潰瘍が出現，両側股関節の人工骨頭置換術後の皮膚周囲の潰瘍形成（ステムヘッド露出），感染を繰り返している。それらの症状の発症から軽快まで10か月程度の長期入院と1か月程度の自宅通院を数年前から繰り返していた。入院のたびにADL低下が著明となり，現状はほぼ寝たきりで手足の関節から指がわずかに動かせる程度。移動はストレッチャー，入浴は機械浴，食事は細かなセッティングで自力摂取可能
生活状況	身体障害者1級（腎機能，肢体不自由）。要介護3。悪性関節リウマチで指定難病認定。当院所在地とは異なる県の一戸建てで夫と2人暮らし。入院を繰り返すようになるまで，自宅は杖歩行，外出は車いす介助であった。現在，寝たきりで身のまわりの世話や医療処置，感染管理が必要な状態。Eさんの楽しみは少量のおやつを食べること
再入院時の状況	上下肢，両側人工股関節骨頭周囲の難治性潰瘍の処置1日7回。間質性肺炎で鼻カニュラによる酸素吸入2L。慢性腎不全による人工透析週3回 FIM：56点（運動項目21点，認知項目35点） 障害高齢者の日常生活自立度：C2（日中もベッド上で過ごし，排泄・食事・着替えにおいて介助を必要とする，自力での寝返りもできない） 認知機能低下なし

▶経過

　当院からＥさんが居住する県内の急性期病院に転院した直後，「疾患の経過や病期についてＥさんおよびＥさんの夫の理解が乏しく，治療に対する希望が病期と乖離している」とのことから，当院（急性期病院）に再入院となった。

　再入院後，主治医よりＥさんの夫，Ｅさんの両親と兄弟に対して，今後のＥさんの病状，療養先，療養病床転院時に必要となる心肺蘇生に関する指示について説明がなされた。両親と夫は療養病床での治療の継続には反対だが，心肺蘇生は望まない（DNAR）という結論であった。

　実は，Ｅさんが居住する県内の急性期病院への転院の際，県内の急性期病院だけでなく，障害者病棟なども総当たりしたがほかに適切な施設がなく受け入れてもらった経緯があった。そのため，主治医はソーシャルワーカーに，現在の医療処置やケアを継続するためには急性期病院への転院が望ましいが，Ｅさんは長期療養が必要な状況でもあり，近隣の県を含め範囲を広げて，転院先を探してほしいと依頼した。

　Ｅさんには後日，主治医より病状や転院について説明がなされた。

▶Ｅさんの転院に向けた患者，家族，多職種の意見

Ｅさん　この病院にいたい。いずれは家に帰りたい。歩けるようになりたい

夫　必要な治療を病院で継続してほしい。自宅から遠くなっても，他県でもかまわないから，治療を継続してくれるところを探してほしい。自身が介護したいが，今は自宅での療養は考えられない

両親　娘（Ｅさん）には自分たちよりも長く生きてほしい。自分たちも高齢であり，介護の協力は難しい。近所の目もあるため，自分たちの家の近くではない医療機関に入院してほしい

主治医　日常生活はほとんど介助が必要であり，在宅での生活は高度な介助を四六時中必要とする状態である。県内外含め広範囲で急性期病院への転院を進めてほしい

病棟看護師　Ｅさんは介助による入浴後に軟膏処置が必要で，2人の看護師が1時間以上かかりきりになり，ほかの患者の対応などに影響が出ている。急性期病院としてほかの患者にも相応の看護が必要な状況の中，Ｅさんの日常のケアや処置に多くの時間をとられ，疲弊してきている。医師は，Ｅさんはエンドステージではなく，全身状態の管理や感染対策などをしっかり行えば，10〜15年は年齢を重ねていけると家族に説明しているが，主治医の予後に対する見通しは甘いのではないか。医師の説明がＥさんやＥさんの家族の理解不足や病期

と乖離した希望につながっているのではないか。転院だけでなく，Eさんが希望する自宅退院の可能性も含めて，往診が可能な医療機関や訪問看護などとも調整してほしい

社会福祉士 Eさんはほぼ寝たきりの状態で移乗や排泄などの日常生活にも介助が必要であり，バックアップ病院がないため訪問診療医にもつなぐことができず，現状では自宅退院は難しい。また，サポートを入れても，キーパーソンである夫主体の介護は，仕事との両立が難しいと思われる。透析や皮膚の処置が必要で，人手や医療資材が必要となるため介護施設での処置は困難。急性期病院への転院が適切だと思うが，DPC対象病院では入院期間が180日を超えると入院基本料等は減額されるとともに保険外併用療養費の扱いとなって差額徴収の対象となることを理由に断られている

退院支援看護師 Eさんの治療では高額の薬剤と維持透析を必要としているが，大学病院や急性期病院での長期の入院は難しく，療養型病院や介護施設などでは治療をあきらめなければならないという病院機能の狭間にいる。Eさんの家族は急性期病院で治療することを望んでおり，転院先が遠方でも了承されるだろうが，家族の負担を考えると現在の病院での治療も選択肢に入れるしかないのではないか。感染管理と処置の継続には皮膚科，整形外科，内科など複数の診療科による関わりが必要で，規模の小さな病院での受け入れは難しいのではないか。ケアに必要な時間や人数を考えると，排泄ケアや食事介助などに2人の看護師が毎日30分以上，透析には2人の看護師によるストレッチャーへの移乗による送迎が週3回（月・水・金），週3回（火・木・土）の入浴には2人の看護師がストレッチャーに移乗させて入浴介助を行い，入浴後は軟膏処置に1時間以上，夜間を含め最低2時間ごとの体位変換も2人の看護師で行っており，看護師の負担はかなり大きい。看護体制上，看護師の配置が多い急性期病院以外の受け入れは現実には難しく，引き受け先を見つけるのは難しいのではないか。実際，社会福祉士が居住県での転院調整を行っても，前向きな回答はなく，調整困難な状況が続いている。しかし，県をまたいで新たに情報提供をするよりも，断られた病院に再度相談するなどEさんの居住県内の医療機関との調整を考えるのがよいのではないか。

OOVLを用いた検討

退院支援看護師にとっては，選択肢は急性期病院の一択に思える事例であった。しかし，転院の調整を行った急性期病院では，「長期的治療が必要」であ

るためにEさんの居住県だけでなく近隣県も含め前向きな回答はない状況であった。そこで退院支援看護師は，OOVL表を用いてこの転院調整困難事例の問題の整理と転院先の検討を行うことにした。(**表C-5**)。

⓪ 誰の意思決定を支援するか？

誰の意思決定を支援するかについては，Eさん本人か，Eさんの家族が考えられたが，介護負担の大きい家族の支援が必要と考えた。

「誰の意思決定を支援するか？」➡ **Eさんの家族**

① 問題の特定……問題は何か？

Eさんの家族のどんな意思決定を支援するかを考えるにあたり，EさんとEさんの家族を取り巻く問題について考えてみた。その結果，
1)Eさんが繰り返す感染は生命にも直結する問題である
2)生命にも直結する医療処置や看護ケアを多く必要とする状態である
3)自身の状態に対するEさんの病識が低い
4)Eさん本人およびEさん家族の妥協できる点を検討する必要がある
5)Eさん本人は自宅に帰りたいと思っているが現状では現実的でなく，夫も家での介護は定年退職後を考えている

これらを踏まえ，Eさん本人・Eさんの家族の現状の理解が乏しい中，療養先を再検討する，をOOVLで検討する問題とした。

「問題の特定……問題は何か？」➡ **Eさん本人・Eさんの家族の現状の理解が乏しい中，療養先を再検討する**

② 選択肢の列挙……選択肢は何か？

可能かどうかはひとまずおいて，選択肢の検討を行った。その結果，①「医療療養型病院」の終身的入院，②「回復期病棟」でリハビリテーションと治療を行う，③バックアップ病院・診療所を探して「自宅＋訪問看護」，④「障害者施設等一般病棟」への転院，⑤現状の7：1ないし10：1の看護師配置の「急性期病院」が選択肢として挙がった。

「選択肢の列挙」➡《**医療療養型病院**》

80 　第2部　OOVL活用事例　事例を通して学ぶOOVLの使い方

表C-5　Case5のOOVL表

誰の意思決定支援：Eさんの家族

❶問題の特定　Eさん本人・Eさんの家族の現状の理解が乏しい中，療養先を再検討する	❸判断基準（成果）の特定							
❹判断基準（成果）の重みづけ　❷選択肢の列挙	透析の継続	感染予防	苦痛緩和	リハビリテーションやケアの継続	家族の介護負担	DNAR取得がない状態での医療へのアクセス		
	+++（×3）	+++（×3）	+++（×3）	++（×2）	+（×1）	++（×2）		❺実現可能性
医療療養型病院	○(3×3=9)	△(2×3=6)	○(3×3=9)	○(3×2=6)	○(3×1=3)	×(1×2=2)	35	
回復期病棟	○(3×3=9)	△(2×3=6)	△(2×3=6)	○(3×2=6)	○(3×1=3)	×(1×2=2)	32	
自宅＋訪問看護	○(3×3=9)	△(2×3=6)	△(2×3=6)	△(2×2=4)	×(1×1=1)	○(3×2=6)	32	
障害者施設等一般病棟	○(3×3=9)	△(2×3=6)	○(3×3=9)	○(3×2=6)	△(2×1=2)	×(1×2=2)	34	
急性期病院	○(3×3=9)	○(3×3=9)	○(3×3=9)	○(3×2=6)	○(3×1=3)	△(2×2=4)	40	

重みづけ：最も重要→+++（×3），2番目に重要→++（×2），3番目に重要→+（×1）
実現可能性：実現する→○（3），まあまあ実現する→△（2），実現するかどうかわからない→×（1）

《回復期病棟》
《自宅＋訪問看護》
《障害者施設等一般病棟》
《急性期病院》

❸ 判断基準（成果）の特定……判断の基準となるものは？　どのような成果をあげたいのか？

　Eさんにとって重要と思われる判断基準（成果）として，「透析の継続」「感染予防」「苦痛緩和」「リハビリテーションやケアの継続」の，4点が挙がった。そのほかの判断基準（成果）として，「家族の介護負担」「DNAR取得がない状態での医療へのアクセス」を挙げ，生命に直結するものからOOVL表に記入した。

「判断基準（成果）の特定」
➡〈透析の継続〉

〈感染予防〉

〈苦痛緩和〉

〈リハビリテーションやケアの継続〉

〈家族の介護負担〉

〈DNAR取得がない状態での医療へのアクセス〉

④ 判断基準（成果）の重みづけ……基準・成果の中で，どれを重要視するのか？

　Eさんの生命に直結する判断基準（成果）となる〈透析の継続〉，〈感染予防〉，〈苦痛緩和〉は「**重要度：＋＋＋（×3）**」とした。〈リハビリテーションやケアの継続〉と〈DNAR取得がない状態での医療へのアクセス〉は必ずしもEさんの生命に直結するわけではないため「**重要度：＋＋（×2）**」した。〈家族の介護負担〉は，夫に介護ができない現状があるため「**重要度：＋（×1）**」とした。

⑤ 実現可能性……判断基準（成果）の特定に基づき，選択肢を評価する

　それぞれの選択肢について，各判断基準（成果）を実現できるか，検討を行った。

｜医療療養型病院｜

　医療療養型病院では，〈感染予防〉は急性期病院と比べて「**△（2点）**」としたが，Eさんならびにeさんの家族にとってのほかの各判断基準（成果）の実現は期待できると考え「**○（3点）**」とした。しかし，DNAR取得がないと転院は実際には難しく〈DNAR取得がない状態での医療へのアクセス〉は「**×（1点）**」とした。

｜回復期病棟｜

　リハビリテーションを目的とする回復期病棟では，痛みのコントロールを行って活動する時間が増えるため，Eさんの今の状況からすると活動後の疲労や体力の観点から〈苦痛緩和〉は「**△（2点）**」とした。また，医療療養型病院と同様の理由で〈感染予防〉は「**△（2点）**」，〈DNAR取得がない状態での医療へのアクセス〉は「**×（1点）**」とした。

｜自宅＋訪問看護｜

　〈感染予防〉と〈苦痛緩和〉は病院と比べて管理が難しい部分もあり，「**△（2点）**」とした。また，〈透析の継続〉は可能なので「**○（3点）**」となるものの，送

迎を含めた家族の負担は大きくなるため〈家族の介護負担〉は「✕（1点）」とした。DNAR取得が自宅退院の判断に影響することはないため〈DNAR取得がない状態での医療へのアクセス〉は「◯（3点）」とした。

| 障害者施設等一般病棟 |

障害者施設等一般病棟への転院は，医療療養型病院への転院とほぼ同様の判断基準（成果）を満たすと考えられたが，家族の介護負担が医療療養型病院と比べて増える部分があり，「△（2点）」とした。

| 急性期病院 |

急性期病院では24時間体制で治療・看護を受けられるため，ほぼすべての判断基準（成果）を満たすと考えられた。〈DNAR取得がない状態での医療へのアクセス〉についても，必ずしも必要ではないため「△（2点）」とした。

⑥ 選択肢の決定……どの選択肢を選ぶのか？

OOVL表を用いた検討の結果，《急性期病院》が40点となり，最も高い得点であった。しかし，現在入院中の当院を含め，急性期病院での治療継続を困難にする要因として，入院期間の制約が課題であることが改めて浮き彫りとなった。

▶結論

このOOVLでの検討結果を社会福祉士に示しながら話しあい，改めて急性期病院への転院を再検討できないかという点で意見が一致した。そこで課題の見直しを行い，これまでの転院調整の結果を振り返る中で，DPCにより「180日を超えての入院は難しい」は，逆に「3か月であれば入院できる」と考えられないかというアイデアが挙がった。そこで，DPCでの入院期間を理由として断られた病院を再抽出し，ローテーションでの転院を提案してみよう，となった。その結果，「ローテーションが可能であれば受け入れる」という医療機関がみつかり，転院先が決まった。Eさんと家族には転院（ローテーション）という負担はあるものの，望んでいた治療継続を実現することができた。

OOVL を用いてみて

　退院支援におけるアウトカムは，患者や家族の希望をより適切にかなえることである。また今や，患者の退院調整は病院経営にとって重要な要素の1つである。その退院調整において，年齢や疾患により，現在の医療制度の狭間で行き場のない患者が，本事例のように生じてしまうケースがある。Eさんは40代であり，本人も家族も「必要な治療がしたい」という思いがあり，患者や家族にしてみれば「医療制度の都合であって，納得できない」と感じることもあったように思う。急性期病院での長期入院が難しい状況で，Eさんの事例での落としどころは，3か月は今の病院，3か月は受け入れ可能な病院……と期間を区切れば受け入れてもらえるところもあるのではないかという"逆転の発想"が決め手となった。

　退院調整は，医師や病棟看護師，リハビリテーションスタッフなど多職種で課題を共有し，必要な医療や介護を見極めて実現可能な選択肢をできる限り提示していくことが重要である。OOVLでは，可能かどうかは「❺実現可能性」において検討すればよく，選択肢を狭めないように考えることをとくに意識するとよい。また退院支援に当たっては，治療効果や日常生活活動（ADL）の変化，家族の介護力・経済力を把握し，病棟スタッフをはじめとする関係者と継続的にカンファレンスで情報共有し，患者や家族の意思決定をサポートすることが求められる。

　本事例では，患者・家族にとっては一定期間での転院は負担となる部分もあるが，望んでいた治療の継続が可能となり，退院調整において一番求められる結果を得ることができたといえる。また，長期入院を必要とする若い患者での退院支援において，入院期間に対する"逆転の発想"で調整を実現できたが，看護する病棟スタッフにとっても，期限があることで先を見通すことができ，疲弊せず，ケアを継続できる環境調整が可能となった。　　　　　　　（湯山）

Case 6

── 検討の中で本質的な課題を見出して ──
再検討を行った事例

自宅で暮らすCOPDの患者の看護計画と在宅マネジメント

事例の概要

- Fさんは COPD Ⅲ期で，自宅療養が困難になってきている
- 体力低下と筋力減少により日常生活に支障がある
- 家族のサポートと介護支援サービス介入のバランスを模索している
- 訪問看護師が多面的な介護看護計画の策定に携わる

事例紹介

患者	Fさん，80代，男性
診断	慢性閉塞性肺疾患（COPD）Ⅲ期
既往歴	約15年前にCOPDと診断，5年前より入退院があり，今回が3回目の入院
経過	今回，感冒症状から徐々にCOPDの増悪があり，入院に至った。入院生活で一層の体力低下，筋力減少，体重減少を認める。気分低下と意欲低下もみられる
生活状況	自宅は2階建て家屋で，妻と2人暮らし。妻は認知症の症状があり，Fさんに十分なケアを提供することが難しく，長女と孫が定期的に訪れてサポートしている。自宅の1階には大工時代の作業場所，台所，トイレ，風呂などの水まわりがあり，2階に居間と寝室がある。階段昇降での息切れが強くなってきていることで，家の上下階を移動するのが日に日に大変になっている
家族と周囲の状況	Fさん：自宅での療養を望んでいるが，体力の低下に悩む Fさんの妻：80代，楽天的な性格だが，認知症の進行が目立つようになってきた。見当識や記憶障害に加え，日によって失行・失認が少しずつある様子。夫の世話をしたい気持ちが強い 長男：キーパーソン。独身で，Fさんの緊急連絡先となっている。単身赴任中で多忙。高齢のFさん夫婦の意思決定を長男が行うことが多い。経済的には安定しているが，時間や距離の制約により直接的なケアを提供できない 長女：これまで兄である長男に従うことが多かった。高齢の両親宅に週3回通い，身のまわりの世話をしている。Fさん夫婦の普段の相談相手である。自宅での療養をサポートするが，負担が大きくなっていると感じている。日々の世話に疲弊しつつも，両親の自宅で暮らしたいという強い願望を尊重している。しかし，長男の提案する有料老人ホームへの移行も現実的な選択肢として考えはじめている

長女の娘：看護師3年目。時折，祖父母宅であるFさんの家に顔を出している。看護師として祖父母の健康状態が気になっている。祖父母の療養環境については，自宅でのケアが最善と考えているが，家族の負担を軽減するための施設選択も「ありなのかな…」とモヤモヤしている

訪問看護師：このたび，退院に際して訪問看護が導入された。FさんのCOPDコントロールと日々の体調変化に注目し，適切な看護ケアを提供したいと考えている

かかりつけ医：Fさん夫婦を約5年間担当している（もともとFさん夫婦のかかりつけ医であった父親が引退し，自身が引き継いだ）。Fさんの病状や家族の状況を総合的に考慮し，家庭医として適切な提案をしたいと考えている

退院後の状況	・退院後，Fさんは自宅の階段を昇降するのが困難になっており，時間を要する ・日常の家事や更衣・入浴など生活行動が大きな負荷となっている ・体力の低下と日常生活の困難が精神状態にも悪影響を及ぼしている ・家族は自宅療養を支えたいが，サポートの限界を感じている ・自宅での生活で難しい部分が増えてきており，これが家族会議の議題となっている ・ケアマネジャーは，在宅資源を活用することで，現在の生活を継続できるのではないかと考えている。訪問看護やリハビリテーション導入の目的で，訪問看護ステーションに依頼した

▶経過

　FさんはCOPD Ⅲ期で，退院後の体力低下が顕著である。退院直後から階段の昇降に困難を感じ，日常生活での自立が難しくなってきている。感冒症状からCOPDが悪化し，入院に至った今回のケースでは，一層の体力低下，筋力減少，体重減少が認められる。気分低下と意欲低下もみられ，これも日常生活に悪影響を及ぼしていると考えられた。Fさんの状態に家族や支援者たちは強く心配をしており，今後の療養場所の選定について慎重な検討が必要な状況となっている。

▶Fさんの療養に向けた本人，家族，多職種の意見

Fさん 自宅での療養を望むが，日増しに困難を感じている。自立した生活を送りたいという願いと，現実の体力低下や体調悪化とのあいだで葛藤している

Fさんの妻 夫のFさんを支えたいという強い意志があるが，認知症の進行により，夫のケアを十分に行うことが難しくなっている

長男 経済的には支援可能だが，直接的なケアは困難。両親が一緒に暮らせる形が望ましいと考え，有料老人ホームへの入居を提案しているが，両親の意向を無視しているのではと感じ，葛藤している

長女 実質的な介護者として，両親の自宅療養を支えているが，その負担の大きさに限界も感じはじめている

長女の娘 自宅療養をサポートしたいと思っているが，母親の疲れた様子をみていると家族の負担と現実的な介護環境の改善の必要性も認識している

訪問看護師 Fさんの COPD の管理と日々の体調変化に注目し，家族とのコミュニケーションを重視して適切な看護計画を策定したいと考えている

かかりつけ医 Fさんの病状と家族の意向を踏まえて，在宅療養の継続か，他の療養場所への移行かの提案を検討している。一方で，生活行動の不自由さは増すかもしれないが，在宅酸素療法の導入が適応であると考えている

ケアマネジャー 在宅資源を最大限活用して，現在の生活を継続することを提案している。訪問看護やリハビリテーションならびに訪問介護の導入で，長女の介護負担は軽減できるのではないかと考えている

OOVL を用いた検討（1回目）

　今後のFさんの生活のあり方について，それぞれの立場からの思いを聴いた訪問看護師は最適解がわからなくなった。すなわち，Fさんが望む在宅療養をかなえてあげたいが，「Fさんの体力面と精神面の低下」「Fさんの妻の認知症症状の程度」「長女の疲弊具合」の3つから，難しいのではないかという思いが強くなってきた。そこで，訪問看護師の視点からOOVLを用いて検討することにした（**表C-6-1**）。

⓪ 誰の意思決定を支援するか？

　Fさんの家族それぞれの事情や思いがあるものの，まずはFさん自身の意思決定を支援することに焦点を当てて考えていくことが必要と考えた。

　「誰の意思決定を支援するか？」➡ **Fさん**

① 問題の特定……問題は何か？

　Fさんは，自宅療養の継続を望むものの，困難さも感じている。また，Fさんの妻や家族においてもFさんの在宅療養を困難にする状況がみられる。そうした中，Fさんにとってよい療養場所はどこかについてOOVLで検討することとした。

「問題の特定……問題は何か？」➡ＦさんとＦさんの妻の心身の状況や家族の
サポートの限界から在宅療養が困難にな
りつつある中，Ｆさんにとってよい療養場
所はどこか

②　選択肢の列挙……選択肢は何か？

　Ｆさんに訪問看護が導入された当初に考えられた選択肢は，①自宅療養の継続，②有料老人ホームへの入居，③訪問看護・リハビリテーションの強化，④通所介護サービスの活用，であった。これらの選択肢は，Ｆさんの健康状態，精神的な安定，家族の介護負担，および利用可能な医療・介護リソースを総合的に考慮する中で挙がったものである。自宅療養の継続はＦさんの望む選択であり，有料老人ホームへの入居は長男の提案かつ介護負担の軽減と専門的ケアの提供を可能にする。訪問看護・リハビリテーションの導入は，現在の生活環境を維持しつつ医療・介護の質を向上させる可能性をもち，通所介護サービスは社会的交流を提供し，通所先でリハビリテーションや介護を受けることができ，家族の休息時間を確保できる。

「選択肢の列挙」➡《自宅療養の継続》
《有料老人ホームへの入居》
《訪問看護・リハビリテーションの強化》
《通所介護サービスの活用》

③　判断基準（成果）の特定……判断の基準となるものは？　どのような成果をあげたいのか？

　訪問看護師として，最も重要と考える判断基準（成果）は，Ｆさんの全体的な健康状態と生活の質（QOL）の維持である。具体的には以下の点に注目した。

｜COPDの進行管理｜

　ＦさんのCOPDがさらに悪化しないよう，適切な医療管理を行うことが必要である。これには，適切な薬物療法の継続や必要に応じた医療介入が含まれる。

｜精神的安定の維持｜

　Ｆさんの精神的な安定を保つために，家族との関係や社会的なつながりの維持が大切と考えた。孤立感を減少させ，安心感を提供する環境を維持することが重要である。

表C-6-1 Case6のOOVL表（1回目）

誰の意思決定支援：**Fさん**

❶問題の特定 FさんとFさんの妻の心身の状況や家族のサポートの限界から在宅療養が困難になりつつある中，Fさんにとってよい療養場所はどこか	❸判断基準（成果）の特定						
	COPDの進行管理	精神的安定の維持	身体機能の維持・向上	家族の介護負担の軽減	本人の価値観の尊重		
❹判断基準（成果）の重みづけ ❷選択肢の列挙	+++ （×3）	++ （×2）	++ （×2）	++ （×2）	+++ （×3）		
自宅療養の継続	× （1×3=3）	○ （3×2=6）	× （1×2=2）	△ （2×2=4）	○ （3×3=9）	24	❺実現可能性
有料老人ホームへの入居	○ （3×3=9）	× （1×2=2）	○ （3×2=6）	○ （3×2=6）	× （1×3=3）	26	
訪問看護・リハビリテーションの強化	○ （3×3=9）	○ （3×2=6）	○ （3×2=6）	△ （2×2=4）	○ （3×3=9）	34	
通所介護サービスの活用	△ （2×3=6）	○ （3×2=6）	△ （2×2=4）	○ （3×2=6）	○ （3×3=9）	31	

重みづけ：最も重要→+++（×3），2番目に重要→++（×2），3番目に重要→+（×1）
実現可能性：実現する→○（3），まあまあ実現する→△（2），実現するかどうかわからない→×（1）

身体機能の維持・向上

リハビリテーションを通じて，可能な限りの身体機能の維持と向上をめざす。日常生活活動（ADL）の支援も重要な要素となる。

家族の介護負担の軽減

Fさんの介護を担う家族の負担を減少させるために，介護サポートの提供や家族のメンタルヘルスにも配慮する。

本人の価値観の尊重

Fさんの希望や価値観を尊重し，本人の意思に基づく看護計画を立案・実践する。自己決定権の尊重と，Fさんにとっての幸福感を高めるための選択肢の提供が必要である。

「判断基準（成果）の特定」
➡〈COPDの進行管理〉
〈精神的安定の維持〉

〈身体機能の維持・向上〉

〈家族の介護負担の軽減〉

〈本人の価値観の尊重〉

④ 判断基準（成果）の重みづけ……基準・成果の中で, どれを重要視するのか？

　5つの判断基準（成果）をもとに, Fさんの健康と幸せを最大限に支援するための看護計画を立案するとともに, Fさん個人のニーズと家族の状況, そして本人の価値観をバランスよく考慮し, 可能な限り最善のケアを提供することを目標とし, それぞれ重みづけを行った。

　まず, 〈COPDの進行管理〉は生命に直接関連しており, 最も重要な成果である。適切な医療管理と介入は, Fさんの生命を守り, 病状の悪化を防ぐために必要不可欠であるため, 「**重要度：＋＋＋（×3）**」とした。

　また, 精神的に安定することは, 包括的に健康とQOLに大きな影響を与える。家族との関係や社会的なつながりの維持は, Fさんの幸福感を高めるために重要であるが, 直接生命には関わるわけではないため, 〈精神的安定の維持〉は「**重要度：＋＋（×2）**」とした。

　同様に, 〈身体機能の維持・向上〉は, Fさんの自立性を保つために重要であるが, 直接生命に関わるものではないため「**重要度：＋＋（×2）**」とした。

　〈家族の介護負担の軽減〉は, Fさんのケアの持続性に影響を及ぼし, 家族が介護に疲弊しないためには重要だが, Fさんにとっての重要性は「**重要度：＋＋（×2）**」とした。

　Fさんの価値観と希望を尊重することは, 心の安定と満足度に直接影響を与える。本人の意思が明確であるため, 幸福感を高めるためにも〈本人の価値観の尊重〉は「**重要度：＋＋＋（×3）**」とした。

⑤ 実現可能性……判断基準（成果）の特定に基づき, 選択肢を評価する

　各判断基準（成果）について, それぞれの選択肢で実現できるか, 自己の思考整理のために実現可能性を検討した。

｜自宅療養の継続｜

　自宅での療養は, Fさんの〈精神的安定の維持〉にはよいが, 〈COPDの進行管理〉や〈身体機能の維持・向上〉には限界があるため, これらの実現可能性は低いと考え「**×（1点）**」とした。しかし, 〈本人の価値観の尊重〉には適していると考え「**○（3点）**」とした。〈家族の介護負担の軽減〉は「**△（2点）**」と考えた。

有料老人ホームへの入居

有料老人ホームへの入居は，Ｆさんの〈COPDの進行管理〉や〈身体機能の維持・向上〉にはよいが，家族とのつながりや〈本人の価値観の尊重〉に反する可能性があるため，これらの実現可能性は低いと考え「✕（1点）」とした。しかし，〈家族の介護負担の軽減〉には非常に有効であると考え「〇（3点）」とした。

訪問看護・リハビリテーションの強化

訪問看護やリハビリテーションの強化は，Ｆさんの〈COPDの進行管理〉や〈身体機能の維持・向上〉には有効であるため，これらの実現可能性は高いと考え「〇（3点）」とした。また，〈本人の価値観の尊重〉にも適していると考え「〇（3点）」とした。〈家族の介護負担の軽減〉は自宅であるため「△（2点）」とした。

通所介護サービスの活用

通所介護サービスの活用は，Ｆさんの社会的交流の機会を提供し，〈精神的安定の維持〉に貢献すると考え「〇（3点）」とした。これにより，〈COPDの進行管理〉や〈身体機能の維持・向上〉に間接的によい影響を及ぼすと考え「△（2点）」とした。また，〈家族の介護負担の軽減〉や〈本人の価値観の尊重〉にも適していると考え「〇（3点）」とした。

⑥ 選択肢の決定……どの選択肢を選ぶのか？

このOOVL表を，訪問看護ステーションの別のスタッフにみてもらい，一緒に思考の整理を行って，Ｆさんに「訪問看護・リハビリテーションの強化」を提案することにした。この選択肢は，訪問サービスの利用によってこれまでになかった経済的な負担が発生し，最終的な介護サービスの内容と量の決定には，Ｆさんと家族が納得できるケアプランが必要となるが，Ｆさんの健康状態の維持と改善，家族の介護負担の軽減，そしてＦさんの価値観と希望を尊重する点で最適と考えられたからである。

Ｆさんとそのさんの家族にOOVL表を提示しながら，それらを説明した。Ｆさんと家族の経済的な状況に応じて必要なサービスを柔軟に調整しながら，訪問看護やリハビリテーションを導入し，Ｆさんは自宅での生活を続けながら，必要な医療・リハビリテーションサービスを受けることが可能となった。

ここまで検討する中で，Ｆさんは自宅で過ごすことを実際に望まれてはいたものの，自宅で「誰と」「どのように」過ごすことを望まれているのだろうか，そこに本質的なニーズがあるのではないか，最も大切な核の部分を，Ｆさん自

身も家族や支援者らも取りこぼしていないかと考えるようになった。訪問看護が始まり，関わりが開始されサービス提供の数を重ねていく中で，重大な事柄がわかるようになってきた。それは，Fさんの妻の認知症症状の進行に伴い，適切な調理およびFさんにとって必要な栄養摂取ができていなかった事実が浮かび上がったのである。加えて，元来Fさんは食べることが大好きで妻の手料理が仕事の支えになっていたというエピソードを聞くことができた。

　ここで改めて，Fさんや家族らに食事・栄養に関連した課題があると考えていることを訪問看護ステーションの別のスタッフに投げかけ，一緒にOOVLを用いて状況を整理することとした（**表C-6-2**）。

OOVLを用いた検討（2回目）

⓪ 誰の意思決定を支援するか？

「誰の意思決定を支援するか？」**➡Fさん**

① 問題の特定……問題は何か？

「問題の特定……問題は何か？」**➡Fさんの食事・栄養に関連した課題をどう解決するか**

② 選択肢の列挙……選択肢は何か？

　Fさんの食事・栄養に関連した課題を解決する方策として，《訪問介護サービスを用いた妻への調理支援》《訪問歯科の利用》《長女による食事の差し入れ》《宅配食サービスの利用》《食事摂取のモニタリングと評価》といったアイデアが出された。これらはFさんの栄養摂取と健康状態の改善を目的としたものである。訪問介護による調理支援は家族の負担を軽減し，かつ妻の支援にもなることを期待したものである。訪問歯科は食事摂取能力の向上に寄与し，長女手作りの食事はFさんの精神的な満足度を高める可能性がある。宅配食は日々の食事準備を楽にしてくれ，食事摂取のモニタリングと評価により，必要に応じて栄養計画を調整することが可能になると考えた。これらを選択肢として検討することにした。

表C-6-2　Case6のOOVL表（2回目）

誰の意思決定支援：**Fさん**

① 問題の特定 Fさんの食事・栄養に関連した課題をどう解決するか	③ 判断基準（成果）の特定				⑤ 実現可能性
④ 判断基準（成果）の重みづけ／② 選択肢の列挙	栄養状態の全体的な改善 +++（×3）	食事摂取の質の向上 ++（×2）	良好な口腔状態 ++（×2）	食事に関する精神的満足度の向上 ++（×2）	
訪問介護サービスを用いた妻への調理支援	○（3×3=9）	○（3×2=6）	△（2×2=4）	○（3×2=6）	25
訪問歯科の利用	△（2×3=6）	○（3×2=6）	○（3×2=6）	△（2×2=4）	22
長女による食事の差し入れ	△（2×3=6）	○（3×2=6）	△（2×2=4）	○（3×2=6）	22
宅配食サービスの利用	○（3×3=9）	○（3×2=6）	△（2×2=4）	△（2×2=4）	23
食事摂取のモニタリングと評価	○（3×3=9）	○（3×2=6）	△（2×2=4）	○（3×2=6）	25

重みづけ：最も重要→+++（×3），2番目に重要→++（×2），3番目に重要→+（×1）
実現可能性：実現する→○（3），まあまあ実現する→△（2），実現するかどうかわからない→×（1）

「選択肢の列挙」➡《訪問介護サービスを用いた妻への調理支援》
　　　　　　　　《訪問歯科の利用》
　　　　　　　　《長女による食事の差し入れ》
　　　　　　　　《宅配食サービスの利用》
　　　　　　　　《食事摂取のモニタリングと評価》

❸ 判断基準（成果）の特定……判断の基準となるものは？ どのような成果をあげたいのか？

　Fさんの食事と栄養に関連する判断基準（成果）として，〈栄養状態の全体的な改善〉〈食事摂取の質の向上〉〈良好な口腔状態〉〈食事に関する精神的満足度の向上〉の4点が重要ではないかとなった。これらの成果は，Fさんの健康維持と生活の質向上に直接貢献するものと考えられる。具体的には，栄養状態の改善を通じて健康的な体重維持と栄養バランスの達成がめざされ，食事摂取の

質を高めることでFさんが食事をより楽しむことができるようになる。また，口腔状態の向上により，食事摂取能力が改善され，日々の食事からの満足感が高まることが期待される。これらの成果は，Fさんがより健康で満足のいく生活を送るための基盤となり，看護計画の策定においても重要な要素になると思われた。

「判断基準（成果）の特定」
➡ 〈栄養状態の全体的な改善〉
〈食事摂取の質の向上〉
〈良好な口腔状態〉
〈食事に関する精神的満足度の向上〉

4 判断基準（成果）の重みづけ……基準・成果の中で，どれを重要視するのか？

4つの判断基準（成果）について，以下のようにそれぞれ重みづけを行った。
〈栄養状態の全体的な改善〉は，Fさんの全体的な健康状態に大きく影響するため，最も重要と考え，「**重要度：＋＋＋（×3）**」とした。
〈食事摂取の質の向上〉は，Fさんの日々の生活の質と密接に関連し，健康維持にも寄与するため重要度は高いが，栄養状態の全体的な改善に次ぐものとして「**重要度：＋＋（×2）**」とした。
〈良好な口腔状態〉は，食事摂取能力と直結し，栄養状態の改善に寄与するため重要度は高いものの，他の項目と比べて「**重要度：＋＋（×2）**」とした。
〈食事に関する精神的満足度の向上〉は，Fさんの心理的幸福感に寄与し，生活の質向上に重要な役割を果たすが，直接的な健康状態への影響は他の項目に比べて少ないため，「**重要度：＋＋（×2）**」とした。

5 実現可能性……判断基準（成果）の特定に基づき，選択肢を評価する

各判断基準（成果）について，それぞれの選択肢で実現できるか，実現可能性を検討した。

訪問介護サービスを用いた妻への調理支援

〈栄養状態の全体的な改善〉：訪問介護により栄養バランスのとれた食事提供が可能で，「**○（3点）**」とした。
〈食事摂取の質の向上〉：食事の準備や質の向上に寄与し，「**○（3点）**」とした。
〈良好な口腔状態〉：直接的な影響は限られるため，「**△（2点）**」とした。

〈食事に関する精神的満足度の向上〉：食事の質向上による満足度向上が期待できるため，「○（3点）」とした。

訪問歯科の利用

〈栄養状態の全体的な改善〉：口腔状態の向上が栄養摂取に間接的に寄与するため，「△（2点）」とした。

〈食事摂取の質の向上〉：口腔状態の改善により食事摂取が容易になるため，「○（3点）」とした。

〈良好な口腔状態〉：直接的な効果があるため，「○（3点）」とした。

〈食事に関する精神的満足度の向上〉：口腔状態が食事の楽しみに寄与するため，「△（2点）」とした。

長女による食事の差し入れ

〈栄養状態の全体的な改善〉：手作りの食事が栄養改善に寄与する可能性はあるが，一貫性に欠けるため「△（2点）」とした。

〈食事摂取の質の向上〉：個人の好みにあわせた食事が提供されるため，「○（3点）」とした。

〈良好な口腔状態〉：直接的な影響は少ないため，「△（2点）」とした。

〈食事に関する精神的満足度の向上〉：手作りの食事が精神的な満足度を高めるため，「○（3点）」とした。

宅配食サービスの利用

〈栄養状態の全体的な改善〉：宅配食サービスは栄養バランスのとれた食事を提供するため，Ｆさんの栄養状態の全体的な改善に大いに寄与する。そのため，実現可能性は高いとして，「○（3点）」とした。

〈食事摂取の質の向上〉：高たんぱく・高脂質のメニュープランを選択することになれば，食事の質の向上が期待できる。そのため，「○（3点）」とした。

〈良好な口腔状態〉：宅配食サービスは口腔状態に直接影響を与えるものではないが，食事のやわらかさや食材の選択により間接的に寄与することが可能であるため，「△（2点）」とした。

〈食事に関する精神的満足度の向上〉：多様で質の高い食事が提供されるが，Ｆさんにとっては妻の手づくりに勝るものはないと考え，「△（2点）」とした。

食事摂取のモニタリングと評価

〈栄養状態の全体的な改善〉：食事摂取のモニタリングにより栄養状態の適切な調整が可能であり，「○（3点）」とした。

〈食事摂取の質の向上〉：食事摂取の質を評価し調整することができるため，「○（**3点**）」とした。

〈良好な口腔状態〉：直接的な影響は少ないため，「△（**2点**）」とした。

〈食事に関する精神的満足度の向上〉：食事摂取のモニタリングにより食事の質や好みにあわせた調整が可能であり，満足度向上に寄与するため「○（**3点**）」とした。

6 選択肢の決定……どの選択肢を選ぶのか？

OOVL表を用いた検討の結果，《訪問介護サービスを用いた妻への調理支援》と《食事摂取のモニタリングと評価》が最も高い得点となったが，他の3つの選択肢も点差は少なく高得点であり，Fさんの食事と栄養管理においていずれも重要であることが確認できた。

このOOVL表をFさんとFさんの家族に提示し，詳細に説明した。同時に，Fさんの個々のニーズと健康状態に応じて，これらの選択肢をバランスよく取り入れることの重要性を強調した。訪問介護サービスの利用，訪問歯科の利用，長女による時折の食事の差し入れ，宅配食サービスの利用，そして訪問看護による食事摂取のモニタリングと評価は，それぞれ異なる側面からFさんの栄養状態の改善，ひいては全体的な身体状況の回復を支援するものである。これらの選択肢を組みあわせることで，Fさんが栄養面で適切なサポートを受けられると同時に，精神的な満足度も高められる。また，各サービスの特性とリスクを考慮し，Fさんと家族の経済的状況にあわせて最適な組みあわせを適宜選択することが重要であることを共有した。

▶結論

Fさんは自宅で過ごしながら，週3回の訪問看護（うち2回は理学療法士による呼吸・運動リハビリテーション），2週に1回の訪問歯科，宅配食サービスの利用，家族の支援を受けて生活することとなった。妻に対しては訪問介護が週3回導入されることとなった。

6か月後，Fさんは前向きな変化を遂げていた。とくに冬の時期にありがちな風邪を1度もひかずに過ごしている。栄養状態の改善が顕著で，体重は退院時よりも約5％増加し，全体的な健康状態が向上している。定期的な訪問歯科のケアにより，良好な口腔状態が維持されており，食事の楽しみがさらに増している。長女の手作りの食事は週末の特別な楽しみとなり，精神的な満足度も高く，宅配食サービスの高たんぱく・高カロリー食が，この健康的な体重増加

に寄与している様子である。食事摂取のモニタリングと評価も継続しており，栄養バランスが適切に保たれている。Fさんの生活は，家族との絆を深めながら，健康的かつ満足度の高いものになっている。

OOVL を用いてみて

　本事例では，OOVLを活用して複数の選択肢と成果（判断基準）を体系的に分析・評価することで思考の整理を図った。その思考の「見える化」により，Fさんとその家族に最適な看護計画と在宅マネジメントを立案・実行できた。OOVLを用いることで，個々のニーズや状況にあった介入方法を明確にし，その実現可能性を客観的に評価することができる。これにより，最終的な決定をくだす際にFさんと家族が納得感をもって意思決定することにつながったと考える。

　また，家族からは，訪問看護を利用したことで心身の負担が大幅に軽減されたとの感謝の声を何度もいただいた。退院時に不安があった中で，訪問看護の導入がFさんの生活と心身の状態の改善に大きく寄与したことに，家族も訪問看護師も驚きと喜びを感じあった。今後もOOVLを活用し，患者さん1人ひとりにあった最適なケアを模索し，提供していきたい。

（眞榮）

Case **7**

—— OOVL表から発展的なケアへつなげた事例 ——
化膿性脊椎炎のGさんの退院先

事例の概要

- Gさんは，妻，娘や孫の6人の家族，犬1匹・猫6匹と暮らしている
- 長い間，町内会の役員なども務めており，地域のご意見番的な人である
- 認知機能が低下し，食欲不振，短期記憶障害があった

事例紹介

患者	Gさん，90代，男性（キーパーソンは同年代の妻）
診断	化膿性脊椎炎
既往歴	高血圧
経過	腰痛の訴えがあり，近医の整形外科を受診したが原因がわからず，湿布を貼用し様子をみていた。受診から5日後に突然，両下肢のしびれと感覚障害を訴え，歩行できなくなったため，救急搬送。精査の結果，化膿性脊椎炎と診断されるが，高齢でやせていることから腰椎固定術は困難と医師より告げられる
生活状況	要支援2，介護保険の利用なし 米や野菜づくりとペット（犬1匹・猫6匹）の世話を一手に引き受けていた 認知機能の低下があり，食欲低下も続いていたが，家族は年齢なりのものだろうと様子をみていた。妻は腰椎椎間板ヘルニアがあり，日中はコルセットを着用 食事は同居の娘が作っている
現在の状況	身長158 cm，体重43 kg，BMI 17.2 食事摂取量は1割程度であるが，家族の差し入れはほぼ全量摂取できている JCS：Ⅰ-1〜2（刺激なく覚醒しているが見当識障害がある状態）で，短い会話は可能だが，短期記憶障害あり，繰り返し同じことを尋ねる 両下肢麻痺，MMT（徒手筋力テスト）は3（抵抗を加えなければ，重力に抗して動かすことができる） MWST（改訂水飲みテスト）：3（嚥下あり，呼吸良好だがむせあり）

▶経過

　入院当初は，食事介助時に唾を吐くなどの行為もあり食事摂取量は1割程度であったが，家族の差し入れのあんぱんなどは全量食べることができた。腰痛の訴えはペインコントロールによって徐々に落ち着き，入院から3日を過ぎたころより訴えなくなったが，高齢でありやせているため腰椎固定術が困難で，今後歩くことも立つことも難しいと主治医よりGさんと妻に伝えられた。

▶Gさんの退院に向けた本人，家族，多職種の意見

`Gさん` 犬と猫の世話をしないといけない。早く家に帰りたい

`Gさんの妻` 家で夫の面倒は私がみるから早く退院させてほしい

`娘` 仕事をしているため，日中は両親だけとなり，腰椎椎間板ヘルニアの母が家でGさんを介護することは難しいだろう

`医師` Gさんの年齢と高齢者の妻の介助量を考えると，特別養護老人ホームがよいのでは

`社会福祉士` 自宅に退院し，看取りも視野に入れて看護小規模多機能型居宅介護の利用を考えてみたらどうか

`言語聴覚士` 食べないのは認知機能の低下や本人の食べることに対する意欲が少ないためであり，嚥下機能に問題があるわけではない。甘いものが好きなようなので栄養補助食品などを利用しながら，食べものはひと口サイズにカットして，Gさんが食べたいものを食べてもらうとよい

`看護師` Gさんはペットのことを心配しており，入院によるせん妄状態もみられるので，早期に自宅へ退院したほうがよいのではないか

OOVL を用いた検討

　Gさんの退院先について，職種によって意見がわかれたためOOVLを用いて検討して意思決定支援を行うことになった（**表C-7-1**）。

⓪ 誰の意思決定を支援するか？

　誰の意思決定を支援するかについては，全員がGさんとGさんの家族と考えた。

「誰の意思決定を支援するか？」➡**Gさんと Gさんの家族**

1 問題の特定……問題は何か？

　Gさんは自宅への退院を望み，Gさんの妻も自宅での介護の意欲を示しているが，Gさんの娘は不安に感じている。そのため，Gさんにとってよりよく過ごすことができ，家族の負担が少ない退院先について検討することとした。

「問題の特定……問題は何か？」➡**Gさんがよりよく過ごすことができ，家族の負担が少ない退院先はどこか**

2 選択肢の列挙……選択肢は何か？

　退院先の選択肢として，Gさんと妻の希望である《自宅》に加え，日中は夫婦2人になることや妻の介助量の負担軽減を考えて《自宅＋介護サービス》も選択肢とした。加えて，Gさん夫婦の時間と妻の負担軽減の折衷案として社会福祉士が提案する《自宅＋看護小規模多機能型居宅介護》，医師が提案する《特別養護老人ホーム》の4つの選択肢を検討することになった。

「選択肢の列挙」➡**《自宅》**
《自宅＋介護サービス》
《自宅＋看護小規模多機能型居宅介護》，
《特別養護老人ホーム》

3 判断基準（成果）の特定……判断の基準となるものは？ どのような成果をあげたいのか？

　入院の原因となった化膿性脊椎炎の治療は終了していたため，生命のリスクとして〈誤嚥性肺炎をおこさない〉〈栄養の確保〉がまず挙がった。妻は「Gさんと最期まで家で過ごしたい」と強く希望していたため〈夫婦一緒に過ごす〉が挙がるとともに，〈妻の介助量〉も考える必要があるとの意見が出た。Gさんの年金と娘の収入で6人の家族とペットが暮らしており，〈費用が安い〉ことも考える必要があると思われた。また，Gさんが毎日のようにペットの心配をしていたため〈ペットと過ごす〉も判断基準（成果）とした。

表C-7-1　Case7のOOVL表

誰の意思決定支援：**GさんとGさんの家族**

❶問題の特定 Gさんがよりよく過ごすことができ，家族の負担が少ない退院先はどこか ❹判断基準（成果）の重みづけ ❷選択肢の列挙	❸判断基準（成果）の特定							
	誤嚥性肺炎をおこさない +++ （×3）	栄養の確保 +++ （×3）	夫婦一緒に過ごす +++ （×3）	妻の介助量 +++ （×3）	費用が安い ++ （×2）	ペットと過ごす ++ （×2）		
自宅	× (1×3=3)	× (1×3=3)	○ (3×3=9)	× (1×3=3)	○ (3×2=6)	○ (3×2=6)	30	❺実現可能性
自宅+介護サービス	× (1×3=3)	× (1×3=3)	○ (3×3=9)	△ (2×3=6)	△ (2×2=4)	○ (3×2=6)	31	
自宅+看護小規模多機能型居宅介護	△ (2×3=6)	○ (3×3=9)	△ (2×3=6)	○ (3×3=9)	× (1×2=2)	△ (2×2=4)	36	
特別養護老人ホーム	△ (2×3=6)	× (1×3=3)	× (1×3=3)	○ (3×3=9)	× (1×2=2)	× (1×2=2)	25	

重みづけ：最も重要→+++（×3），2番目に重要→++（×2），3番目に重要→+（×1）
実現可能性：実現する→○(3)，まあまあ実現する→△(2)，実現するかどうかわからない→×(1)

「判断基準（成果）の特定」

➡〈誤嚥性肺炎をおこさない〉

　〈栄養の確保〉

　〈夫婦一緒に過ごす〉

　〈妻の介助量〉

　〈費用が安い〉

　〈ペットと過ごす〉

❹ 判断基準（成果）の重みづけ……基準・成果の中で，どれを重要視するのか？

　生命に直結する〈誤嚥性肺炎を起こさない〉と〈栄養の確保〉，およびGさんと妻にとって重要な〈夫婦一緒に過ごす〉，そのための〈妻の介助量〉を「**重要度：+++（×3）**」とした。〈費用が安い〉と〈ペットと過ごす〉は「**重要度：++（×2）**」とした。

⑤ 実現可能性……判断基準（成果）の特定に基づき，選択肢を評価する

　各判断基準（成果）について，それぞれの選択肢で実現できるか，実現可能性を検討した。

｜自宅｜

　自宅では〈誤嚥性肺炎をおこさない〉と〈栄養の確保〉が難しく「✕（1点）」となる一方，〈夫婦一緒に過ごす〉〈ペットと過ごす〉は実現でき「○（3点）」とした。〈費用が安い〉ものの，〈妻の介助量〉は「✕（1点）」となる。

｜自宅＋介護サービス｜

　介護サービスを利用しても自宅では〈誤嚥性肺炎をおこさない〉と〈栄養の確保〉は難しい面があり「✕（1点）」とした。サービス利用に伴い，〈費用が安い〉は「△（2点）」とした。

｜自宅＋看護小規模多機能型居宅介護｜

　看護小規模多機能型居宅介護では，〈栄養の確保〉と〈妻の介助量〉の軽減が期待でき「○（3点）」とした。その分，〈費用が安い〉は「✕（1点）」とした。また，日中は〈夫婦一緒に過ごす〉〈ペットと過ごす〉時間が短くなるため「△（2点）」とした。

｜特別養護老人ホーム｜

　家族の差し入れは食べるものの病院の食事は1割ほどしか食べないため，特別養護老人ホームでも〈栄養の確保〉は「✕（1点）」とした。〈妻の介助量〉は「○（3点）」となる一方で，〈夫婦一緒に過ごす〉と〈ペットと過ごす〉は「✕（1点）」となる。

⑥ 選択肢の決定……どの選択肢を選ぶのか？

　Gさんの妻と娘にOOVL表を示しながら，退院先のリスクとベネフィットについて説明を行った。また，認知機能の低下による食欲低下のため，どの退院先であっても栄養の改善には限界があることも説明した。

　このOOVL表をみてGさんの娘が「全部○のところって，ないのですね」とつぶやき，「父の生きがいは犬と猫のお世話なので重みづけは一番高くつけてください」と希望された。そして，「もし，家に連れて帰るなら，この〈栄養の確保〉が✕になっているところをなんとかする方法はありませんか」と尋ねら

表C-7-2　希望を実現するために修正したCase7のOOVL表

誰の意思決定支援：GさんとGさんの家族

① 問題の特定 Gさんがよりよく過ごすことができ，家族の負担が少ない退院先はどこか	③ 判断基準（成果）の特定							
④ 判断基準（成果）の重みづけ ／ ② 選択肢の列挙	誤嚥性肺炎をおこさない	栄養の確保	夫婦一緒に過ごす	妻の介助量	費用が安い	ペットと過ごす		
	+++ （×3）	+++ （×3）	+++ （×3）	+++ （×3）	++ （×2）	+++ （×3）		
自宅	× (1×3＝3)	× (1×3＝3)	○ (3×3＝9)	× (1×3＝3)	○ (3×2＝6)	○ (3×3＝9)	33	⑤ 実現可能性
自宅＋介護サービス＋訪問看護	× (1×3＝3)	○ (3×3＝9)	○ (3×3＝9)	△ (2×3＝6)	△ (2×2＝4)	○ (3×3＝9)	40	
自宅＋看護小規模多機能型居宅介護	△ (2×3＝6)	○ (3×3＝9)	△ (2×3＝6)	○ (3×3＝9)	× (1×2＝2)	△ (2×3＝6)	38	
特別養護老人ホーム	△ (2×3＝6)	× (1×3＝3)	× (1×3＝3)	○ (3×3＝9)	× (1×2＝2)	× (1×3＝3)	26	

重みづけ：最も重要→＋＋＋（×3），2番目に重要→＋＋（×2），3番目に重要→＋（×1）
実現可能性：実現する→○（3），まあまあ実現する→△（2），実現するかどうかわからない→×（1）

れた。そこで，訪問看護を利用することで，かかりつけ医の指示があれば在宅中心静脈栄養法による点滴を受けられることを説明し，その場でOOVL表を**表C-7-2**のように修正した。

▶結論

　Gさんの娘は「父には生きがいであるペットと過ごし，母と仲よくいてほしいので自宅に連れて帰り，母の負担にならないよう訪問看護と介護サービスを利用します」と述べ，Gさんは自宅退院となった。自宅改修も行い，現在は訪問看護による状態観察，訪問リハビリテーション，訪問入浴のサービスを利用して，Gさんは妻やペットたちと自宅で過ごしている。

OOVL を用いてみて

　本事例では，OOVL 表から，G さんと妻の希望を実現するにあたって支障（弱み）となっている要因が「見える化」され，それをカバーするケアを発展的に考えて患者・家族の意思を実現した事例である。すなわち，OOVL 表の「×を△に」「△を○に」するための方法を考えるツールとして用いていた事例である。シンプルな表だからこそ，活用の可能性がさまざまに広がるところも OOVL の強みである。　　　　　　　　　　　　　　　　　　　　　　　　　　（内橋）

Case **8**

── 管理的事案に OOVL を用いた事例──
認定看護師研修の受講者の選定

事例の概要

- 病院で脳卒中リハビリテーションセンターを立ち上げることになり，院内職員から摂食嚥下障害看護の認定看護師を育成することになった
- 看護部長から摂食嚥下障害看護認定看護師研修に出す者を，1人推薦するように教育担当看護師長に指示があった
- 候補者はHさん，Iさんの2人が考えられた
- 教育担当看護師長としては，じっくり型のHさんが適任と思うが，看護部長はリーダーシップのあるIさんを有力候補者として考えているようだ

事例紹介

▶背景

　病院で脳卒中リハビリテーションセンターを立ち上げることになり，院内職員から摂食嚥下障害看護の認定看護師（以下，摂食嚥下認定看護師）を育成することになった。看護部長から教育担当看護師長に，摂食嚥下認定看護師の資格を取得するための研修に誰を出すか，1人推薦するように指示があった。

　推薦の条件は，脳神経外科病棟（以下，脳外病棟）とICUでの勤務経験があること，であった。中堅看護師の中でHさんとIさんは，ともに脳外病棟，ICU，手術室を経験している有能な看護師であり，条件を満たしていた。Hさんは役職についていないが，Iさんは内科系病棟の副看護師長として役割を担っていた。

　教育担当看護師長は，以前，ICUの看護師長をしていた頃，部下としてHさん，Iさんと一緒に勤務していた。看護師長からみて，Hさんはまじめでコツコツ努力するタイプであったが，引っ込み思案で目立たない看護師であった。一方，Iさんは看護実践能力に優れ，ICUでもリーダーシップを発揮していた。

　その頃，手術室が人員不足に陥り，ICUから手術室への応援看護師を出すこ

とになった。多くの看護師はしぶしぶ手術室へ出向いたが，Hさんは，手術室での技術に関心をもち，難易度の高い手術介助にも積極的にチャレンジしていた。手術室で医師たちからも，安定した評価を得ていた。その経験から教育担当看護師長は「Hさんは新しい分野の知識や技術に関心をもち，場が与えられたら活躍できる人」と印象づけられた。

▶「なぜ，私なんでしょうか」──今回の経過

今までの経緯を踏まえ，教育担当看護師長は看護部長に「Hさんはどうか」と内々に打診すると「いつも自信なさげである。ほかにいないのか」と，あまり賛成ではなかった。しかし，一応，本人の意向を直接の上司である病棟看護師長より聞くことになった。Hさんの返事は，「自信がない。友人で摂食嚥下認定看護師研修の受講試験に落ちた人を知っているが，その人は自分よりずっと優秀な人だった。私には無理」というものだった。

その後，教育担当看護師長が院内で偶然Hさんに出会ったときに声をかけてみると，「看護師長から話を聞き無理と断ったが，摂食嚥下認定看護師のことを調べてみた。私でもできそうでしょうか」という言葉と「でも，なぜ私なんでしょうか」との言葉が聞かれた。教育担当看護師長はICU時代のエピソードや印象を話し，「あなたならできると思う」と話すと，Hさんは「看護の仕事は好きで続けたいが，私は看護管理者には向いていない。脳外病棟時代，誤嚥性肺炎を起こしやすい患者さんに，もっとできることがあるはずと感じていた。摂食嚥下認定看護師は魅力があります」と答えた。

一方で，Iさんにも意向を打診した。Iさんは「とくに脳卒中看護や摂食嚥下障害看護に関心があるわけではないが，勉強できるよい機会なので看護部からの指示であれば行きます」という返事であった。

看護部長は「次」をいつも考えている有能な管理者であり，その看護部長に納得してもらえる説明が必要と考えた。推薦者を報告する前に，教育担当看護師長はOOVL表を使い，この事案を整理することにした。

▶選定に向けた関係者の意見

教育担当看護師長 Hさんは新しいことにじっくり取り組み，医師とも協力して活動することが期待できる人材である。摂食嚥下障害看護に意欲をもっている。今回の研修はHさんにとって将来の展望につながるよい機会である。Iさんは今後さらに看護管理者としての役割を果たすことが期待できる人材であるが，摂食嚥下認定看護師としての役割には意欲をもってはいない

看護部長 院内から摂食嚥下認定看護師を育成することにしたが，Hさんはいつも自信なさげで，あまり賛成ではない

Hさん 自分のこれからのキャリアに不安がある。管理者には向いていないと自覚している。これからのことを考え，摂食嚥下認定看護師に魅力を感じている

Iさん とくに脳卒中看護や摂食嚥下障害看護に関心があるわけではないが，勉強できるよい機会なので看護部からの指示であれば行きたい

OOVL を用いた検討

この事例においてOOVL表を用いて，問題の整理と検討を行った（**表C-8**）。

0 誰の意思決定を支援するか？

「誰の意思決定を支援するか？」➡ **自分自身（教育担当看護師長として）**

1 問題の特定……問題は何か？

「問題の特定……問題は何か？」➡ **摂食嚥下認定看護師研修に誰を推薦するか**

2 選択肢の列挙……選択肢は何か？

選択肢の列挙にあたっては，病院からの条件を振り返りつつ，ほかにふさわしい中堅看護師がいないか，改めて検討した。その結果，やはりHさんとIさんが候補者として適切と考えられた。

「選択肢の列挙」➡ 《Hさん》
　　　　　　　　《Iさん》

3 判断基準（成果）の特定……判断の基準となるものは？ どのような成果をあげたいのか？

人選にあたり，判断基準（成果）は経験則や管理者としての感触も大事にしながらも，総合的に設定したいと考えた。認定看護師は，その分野における熟練した実践家であると同時に，看護ケアの広がりと質の向上をめざすマネジメントの能力が求められる。マネジメントにおいて重要な3つの能力[1]，つまり

専門的能力，人間関係能力，概念化能力を参考に，次のように判断基準を設定した。

専門的能力

認定看護師の役割[2]である「実践」「指導」「相談」を果たすうえで，専門的能力は非常に重要と考えられる。その分野の実践的能力が優れていない認定看護師は，たとえ資格を有していてもスタッフからの支持は得られない。経験を土台にした摂食嚥下障害看護への関心・意欲はその基盤となる。よって，〈摂食嚥下障害看護への意欲がある〉を判断基準（成果）の1つとしたい。

人間関係能力

認定看護師は摂食嚥下チームのリーダー，サブリーダーをはじめ，医師など多職種と協力して，ともに活動できる人間関係を形成する能力が求められる。〈多職種と協力して活動できる〉を判断基準（成果）の1つとする。

概念化能力

新しく立ち上げる脳卒中リハビリテーションセンターの中で，はじめての摂食嚥下認定看護師として活動することになる。役割モデルがいない中，活動の場を多職種と協働しながらつくっていくことが求められる。概念化能力として，〈活動の場を創造できる〉を判断基準（成果）の1つとする。

予算の適正使用

さらに，病院には認定看護師資格の取得支援制度があり，研修中は基本給の2分の1が保証される。予算の適正使用という点からも，資格取得後はある程度の期間，継続して勤務ができることは看護部にとっては重要である。よって，〈資格取得後はある程度の期間，継続して勤務ができる〉を判断基準（成果）の1つに加える。

「判断基準（成果）の特定」
➡〈摂食嚥下障害看護への意欲がある〉
〈多職種と協力して活動できる〉
〈活動の場を創造できる〉
〈資格取得後はある程度の期間，継続して勤務ができる〉

④ 判断基準（成果）の重みづけ……基準・成果の中で，どれを重要視するのか?

　判断基準（成果）の4点について，それぞれ重みづけを行った。

　〈摂食嚥下障害看護への意欲がある〉は，摂食嚥下認定看護師として必須であり，基盤であるので，最も重要と考え「**重要度：＋＋＋（×3)**」とした。

　〈多職種と協力して活動できる〉は，摂食嚥下チームのリーダー，サブリーダーとしての役割が期待されている摂食嚥下認定看護師にとって，人間関係を形成，維持発展させていく力は専門的能力と同様に最も重要と考えられるため「**重要度：＋＋＋（×3)**」とした。

　〈活動の場を創造できる〉は，認定看護師となってから試行錯誤しながら，形成されると考えられる。現時点での判断は難しい部分があり，2番目の「**重要度：＋＋（×2)**」とした。

　〈資格取得後はある程度の期間，継続して勤務ができる〉は，家庭環境など状況の変化は，当人にも予測できないこともあるが，基本的な事項であり確認しておくべき判断基準である。2番目の「**重要度：＋＋（×2)**」とした。

⑤ 実現可能性……判断基準（成果）の特定に基づき，選択肢を評価する

｜ Hさん ｜

　Hさんは，とくに誤嚥性肺炎を予防したいという思いをもっている。看護師にとって患者への思いは行動を起こす強い動機となる。〈摂食嚥下障害看護への意欲がある〉を満たすので「**〇（3点)**」。

　また，〈多職種と協力して活動できる〉も満たしており「**〇（3点)**」。認定看護師として必要とされるリーダーシップという点からみると，引っ込み思案で，一見Iさんより劣っているようにみえる。しかし，リーダーシップのありかたは，前に出て引っ張っていく形もあれば，黒子のようにチームやメンバーを支える形もある。Hさんは，摂食嚥下障害看護に関する専門的知識や技術を得たあと，その専門性によってHさんらしく多職種と協働していくことが期待できる。

　〈活動の場を創造できる〉は，脳卒中リハビリテーションセンター設立という組織の大きな変化があり，その中でどのように活動の場を創造できるかは，未知数の部分が大きい。資格取得後は専門性に基づいて必要な場をイメージしやすくなるので，×（1点)ではなく「**△（2点)**」とした。

　〈資格取得後はある程度の期間，継続して勤務ができる〉は現在，将来の退職につながる要因はないので，「**〇（3点)**」とした。

　以上，それぞれの点数と重みづけの点数を掛けあわせ，合算すると総点は

表C-8　Case8のOOVL表

誰の意思決定支援：**自分自身（教育担当看護師長として）**

❶問題の特定 摂食嚥下認定看護師研修に誰を推薦するか	❸判断基準（成果）の特定					
	摂食嚥下障害看護への意欲がある	多職種と協力して活動できる	活動の場を創造できる	資格取得後はある程度の期間，継続して勤務ができる		
❹判断基準（成果）の重みづけ ❷選択肢の列挙	+++ （×3）	+++ （×3）	++ （×2）	++ （×2）		
Hさん	◯ （3×3＝9）	◯ （3×3＝9）	△ （2×2＝4）	◯ （3×2＝6）	28	❺実現可能性
Iさん	✕ （1×3＝3）	◯ （3×3＝9）	△ （2×2＝4）	◯ （3×2＝6）	22	

重みづけ：最も重要→+++（×3），2番目に重要→++（×2），3番目に重要→+（×1）
実現可能性：実現する→◯（3），まあまあ実現する→△（2），実現するかどうかわからない→✕（1）

28点となった（**表C-8**）。

┃Iさん┃

　Iさんにとって今回の研修は，看護師としての知識を広げる勉強の機会という捉え方である。摂食嚥下障害看護への意欲というわけではないため，〈摂食嚥下障害看護への意欲がある〉は「**✕（1点）**」とした。

　〈多職種と協力して活動できる〉は十分満たしており「**◯（3点）**」とした。現在，副看護師長として優れた看護実践力と，リーダーシップにより役割を果たしており，実績を有する。

　Iさんは，副看護師長としての経験から，脳卒中リハビリテーションセンター設立という組織の大きな変化の中で活動の場を創造できる方法論をもっていると考えられる。しかしながら，摂食嚥下障害看護の専門性に基づく関心・意欲がない場合，表層的な活動になる可能性が高い。このため〈活動の場を創造できる〉は◯（3点）ではなく「**△（2点）**」とした。

　〈資格取得後はある程度の期間，継続して勤務ができる〉は現在，将来の退職につながる要因はないので，「**◯（3点）**」とした。

　以上，それぞれの点数と重みづけの点数を掛けあわせ，合算すると総点は22点となった（**表C-8**）。

❻ 選択肢の決定……どの選択肢を選ぶのか?

Hさんは28点,Iさんは22点であり,判断基準を踏まえ総合的に検討した結果,Hさんが適任と考えられた。

▶結論

看護部長に,OOVL表に基づいた人選の経緯を報告した。看護部長は納得し,Hさんを摂食嚥下障害看護認定看護師研修に出すことに同意した。

その後,Hさんは摂食嚥下障害看護認定看護師資格を取得し,着実に活動した。現在は資格取得5年後の認定更新も済み,後輩の育成に熱意をもって当たっている。

OOVL を用いてみて

看護管理者には,役職者や委員会のメンバーなど,さまざまな人選を求められる機会がある。人に関する意思決定は,影響が大きく,慎重に行われるものの,実際には迷うことは多いものである。本事例では,選択肢は最初から明確に2人が浮かんでいたが,「どう判断するか」という判断基準(成果)の特定に難しさがあった。

そこで,認定看護師に求められる能力について,管理者に求められる能力を整理したカッツ理論[1]を参考に判断基準(成果)を作成してみた。この判断基準(成果)を用いたOOVL表により,選択肢を丁寧に検討することができ,新しく立ち上げる脳卒中リハビリテーションセンターにおいて摂食嚥下認定看護師に何を期待するか,具体的な活動がイメージでき,教育担当看護師長としての思考が整理された。それにより,自信をもって説明することができ,看護部長に納得してもらえたばかりか,摂食嚥下認定看護師に期待したい活動内容のイメージも共有できた。

引用文献
1) 井部俊子(監), 手島恵(編)・木村チヅ子(著). (2019). 看護管理学習テキスト(第3版)第3巻 人材管理論. p. 87, 日本看護協会出版会.
2) 公益社団法人日本看護協会ホームページ「認定看護師とは」(https://nintei.nurse.or.jp/nursing/qualification/cn)

(青山)

あとがき
── OOVL に興味をもってくださった読者の皆様へ

　意思決定支援ツールOOVLは，いかがでしたか。

　私がOOVLと出会って6年が過ぎました。その間，研究会などにご参加くださったたくさんの皆様から「書籍を出してほしい」との要望がありました。やっと，皆様のお手元に届けることができ，ホッとひと安心しています。

　OOVLは，時間に追われながら意思決定支援を行わなければならない臨床現場でこそ，力を発揮するツールです。点数化まで行う必要も決してありませんので，自分1人，またはまわりの方々とまずはOOVLを使ってみてください。意思決定を支援する側，受ける側の双方に納得が高まるだけでなく，第2部Case 7のように発展的ケアにつなげることも可能です。

　はじめましての皆様も，OOVLを耳にしたことがある皆様も，本書を活用して，OOVLで意思決定支援を行ってみると，いろいろな場面に使えることに驚かれると思います。皆様から「こんな場面でも使えますよ」など，お知らせが届くことを楽しみにお待ちしています。

　最後に，本書発刊にあたり，初期からOOVL研究会に協力してくれて，今回執筆もされた湯山淳子氏，眞榮和紘氏，OOVLの書籍を出すことに背中を押してくれた元・医学書院の北原拓也氏，青山ヒフミ先生，Corcoran先生にご尽力いただきました。改めて深謝申し上げます。

　　　　　　　　　　　　　　　　　　すべての皆様に感謝をこめて
　　　　　　　　　　　　　　　　　　2024年年末　内橋 恵

索引

欧文

FIM (Functional Independence Measure) 42

JCS (Japan Coma Scale) 49

Likelihoods 14

MMSE (Mini-Mental State Examination) 42

MMT (Manual Muscle Testing) 49

MWST (Modified Water Swallowing Test) 49

OOVL 4
　―，大きい 61
　―，小さい 59
　― オリジナル版 14, 15
　― 日本版 14
　― 日本版での変更点 14
　― の手順 16, 25

OOVL の活用
　―，2段階での 56, 65, 84
　―，会議での 39
　―，患者・家族への説明での 24, 28, 38, 101
　―，カンファレンスでの 29, 39
　―，個人の思考の整理 29
　―，多職種での 29, 39
　―，発展的なケアを考えるための 97, 103
　―，臨床現場での 29

Options 14

Outcomes 14

TPN 18

Values 14

あ行

アカウンタビリティ 12

意思決定，倫理的 12

意思決定支援 4, 38, 75

今（現時点）の問題 59, 64

大きいOOVL 61

重みづけ，判断基準（成果）の 22, 27

か行・さ行

介護支援専門員 29

介護老人保健施設 18

ケアマネジャー 29

先（今後）の問題 59, 64

実現可能性 23, 27

選択肢
　― と判断基準（成果）の順番 16, 60, 62
　― の決定 24, 28
　― の列挙 21, 26

た行

多職種チーム間の情報の共有 12

誰の意思決定を支援するか？ 14, 18, 25

小さいOOVL 59

中心静脈栄養（TPN） 18

電子カルテ 12

点数化 27, 28, 37

は行

判断基準（成果）
　―，理論を参考にした 106, 110
　― 記入の順番 21, 26, 72
　― と選択肢の順番 16, 60, 62
　― の重みづけ 22, 27
　― の特定 21, 26

ベネフィット 38

ま行・や行・ら行

見える化 4, 96

問題，今（現時点）の 58, 59, 64

問題，先（今後）の 58, 61, 64

問題の特定 18, 25

優先順位 39

リスク 38

理論を参考にした判断基準（成果） 106, 110

倫理的意思決定 12

老人保健施設 18